AF899400

A DIEZ AÑOS DE LA SANCIÓN DE LA LEY NACIONAL DE SALUD MENTAL

A DIEZ AÑOS DE LA SANCIÓN DE LA LEY NACIONAL DE SALUD MENTAL

Coordenadas para una cartografía posible

Silvia Faraone
Alejandra Barcala

teseo

A diez años de la sanción de la Ley Nacional de Salud Mental: coordenadas para una cartografía posible / Silvia Faraone; Alejandra Barcala. – 1a ed. – Ciudad Autónoma de Buenos Aires: Teseo, 2020. 232 p.; 20 x 13 cm.
ISBN 978-987-723-257-8
1. Salud Mental. 2. Derechos Humanos. 3. Políticas Públicas. I. Faraone, Silvia. II. Barcala, Alejandra
CDD 362.2042

© Editorial Teseo, 2020
Buenos Aires, Argentina
Editorial Teseo
Hecho el depósito que previene la ley 11.723
Para sugerencias o comentarios acerca del contenido de esta obra, escríbanos a: **info@editorialteseo.com**
www.editorialteseo.com

ISBN: 9789877232578

Imágenes: de tapa: "En lo que desconoce", de portadillas: "En cierta esperanza", "En la soledad temprana" y "En una especie de risa", Marcela Motta, 2020 (pastel al óleo sobre papel).

Las opiniones y los contenidos incluidos en esta publicación son responsabilidad exclusiva del/los autor/es.

TeseoPress Design (www.teseopress.com)

Índice

Agradecimientos

Queremos agradecer a la universidad pública, que nos dio la posibilidad de formamos en nuestras carreras de grado y posgrado. En ella seguimos trabajando como docentes y también realizamos diversos proyectos de investigación en el campo de la salud mental y los derechos humanos.

En particular, a la Secretaría de Ciencia y Técnica de Universidad de Buenos Aires, que con su apoyo financiero a través de un proyecto de investigación UBACyT consolidó nuestro conocimiento en torno a la Ley Nacional de Salud Mental 26.657 y facilitó la publicación de este libro. También a la Universidad Nacional de Lanús, que a través de los posgrados de Salud Mental Comunitaria nos permite transferir y compartir los conocimientos alcanzados con colegas de distintas disciplinas. Ambos espacios académicos nos posibilitan aportar al fortalecimiento del campo de la salud mental y los derechos humanos.

Muy especialmente, agradecemos a Emiliano Galende y Vicente Galli, quienes nos enseñaron a comprender la complejidad del campo de la salud mental desde la mirada de los derechos humanos, las políticas públicas y la salud mental comunitaria. Su posicionamiento ético, político y epistemológico nos guía en nuestro desarrollo profesional. Ellos nos siguen acompañando con la generosidad de siempre aceptando escribir el prólogo y el epílogo de este libro.

Agradecemos a Marcela Motta, quien amorosamente nos compartió las hermosas obras que ilustran el libro.

A las usuarias, los usuarios y los familiares de servicios de salud mental, ya que sin sus voces este libro no podría haber concluido. Destacadamente, a Bárbara Kunicki, de APUSSAM; a Pupi Barón, de AUFATAM; a María del

Rosario Morillo, de la Asociación Civil Confluir; a Beatriz González, de AMAS, y a Ana Muñoz, de la Asamblea de Usuarios de Salud Mental de Santa Fe.

A las trabajadoras y los trabajadores del campo de la salud mental de diferentes espacios vinculados al poder ejecutivo, legislativo y judicial, como también a organizaciones de la sociedad civil que compartieron sus experiencias siempre solidariamente.

También queremos agradecer en especial a las colegas y los colegas de los equipos de investigación que integramos durante todos estos años. Ellas y ellos, a partir de sus intercambios, aportes y debates contribuyeron e hicieron posible la escritura de este libro, que para nosotras constituye una producción colectiva.

Siglas incluidas en el texto y su significado

AMAS: Asociación Manos Abiertas y Solidarias.
ADESAM: Asociación por los Derechos de la Salud Mental.
APUSSAM: Asamblea Permanente de Usuarios de Servicios de Salud Mental.
AUFATAM: Asociación de Usuarios, Familiares, Amigos y Trabajadores Anti Manicomios.
CELS: Centro de Estudios Legales y Sociales.
CABA: Ciudad Autónoma de Buenos Aires.
CONISMA: Comisión Nacional Interministerial en Políticas de Salud Mental y Adicciones.
CCHSMyA: Consejo Consultivo Honorario de Salud Mental y Adicciones.
COFESAMA: Consejo Federal de Salud Mental y Adicciones.
CSJN: Corte Suprema de Justicia de la Nación.
DNSMyA: Dirección Nacional de Salud Mental y Adicciones.
HCDN: Honorable Cámara de Diputados de la Nación.
HCSN: Honorable Cámara de Senadores de la Nación.
INADI: Instituto Nacional contra la Discriminación la Xenofobia y el Racismo.
LNSM: Ley Nacional de Salud Mental
ONU: Organización de las Naciones Unidas.
OMS: Organización Mundial de la Salud.
OPS: Organización Panamericana de la Salud.
PREA: Programa de Rehabilitación y Externación Asistida.
PRISMA: Programa Interministerial de Salud Mental Argentino.
SEDRONAR: Secretaría de Políticas Integrales sobre Drogas de la Nación Argentina.

UBA: Universidad de Buenos Aires.
UNER: Universidad Nacional de Entre Ríos.
UNLa: Universidad Nacional de Lanús.

Prólogo

Emiliano Galende

El libro de Alejandra y Silvia es, en primer lugar, uno de aquellos libros que deben considerarse necesarios, esto es, aquellos que ocupan un lugar en la problemática que abordan y que tienen la virtud de irradiar e iluminar un campo teórico y práctico complejo, articulando una experiencia social histórica en sus diferentes dimensiones. Es necesario por dos razones: su perspectiva histórica, una memoria necesaria para contextualizar los debates en torno a la sanción de la Ley Nacional de Salud Mental, al mismo tiempo que abrir su comprensión a la historia más amplia de la política manicomial en la cual puede leerse y entender la transformación que la Ley promueve. En segundo lugar, porque trata de reconstruir, narrar esta historia (en su capítulo más cercano) que integran fragmentos de la experiencia, articulándolos a su vez con un análisis crítico teórico que viene a otorgar coherencia a sus diferentes momentos.

Sabemos que el campo de la salud mental está constituido por una serie de aspectos complejos y diferentes: la pertenencia institucional a diversos sectores del Estado, como Salud, Desarrollo Social, Educación, Trabajo; la implicancia de un reordenamiento jurídico en el cual se define cómo comprende el Estado el sufrimiento mental de los ciudadanos y cómo actúa frente a él; el replanteo de cuáles son los servicios de atención alternativos al manicomio; la necesaria regulación de prácticas específicas e incumbencias profesionales dentro del campo global de la salud y la salud mental; la articulación de teorías y prácticas disciplinarias, psicológicas, sociológicas, antropológicas, de la teoría del Derecho, de los códigos Civil y Penal. Y el componente esencial, cultural y social, de cómo se inscribe esta propuesta de trasformación en la conciencia de la población, especialmente en los sujetos afectados y sus familias. Las autoras avanzan en el desafío de articular estos aspectos en los distintos debates que se originaron alrededor de la sanción de la Ley 26.657. La perspectiva central del eje de los derechos humanos, que asume y atraviesa sus diferentes artículos, hace necesaria justamente esta articulación.

Esta complejidad puede sintetizarse diciendo que el título "Salud Mental", que designa este campo, nombra al mismo tiempo un estado psíquico y mental de las personas, el cual depende de las condiciones en que cada uno o una desarrolla su existencia, en un tiempo de transición desde aquel (aún cercano) en que estaba en juego la libertad y el encierro del sufriente, al actual, en que se trata de humanizar el sufrimiento mental reconociendo y protegiendo los derechos de quienes lo padecen. No es menor la complejidad de esta transición, que pone en juego derechos y libertades de quienes están afectados, poder y autoridad que el Estado debe regular en los cuidadores y profesionales, y un giro decisivo de parte del Estado: desde la definición del paciente como peligroso y pasible del encierro institucional a la afirmación jurídica de sus derechos, su dignidad y su libertad. Las autoras centran su trabajo en la sanción de la Ley Nacional de Salud Mental, los debates que precedieron su sanción y los que la sucedieron, pero sin duda sus análisis desbordan la narrativa de este periodo y de algún modo abren una historia en curso más amplia, donde estos debates siguen ampliando o desechando argumentos. Creo que la perspectiva histórica en la cual las autoras abordan su objeto es central al análisis del periodo anterior y posterior a la sanción de la Ley 26.657.

Vale regresar un poco en esta historia: han pasado algo más de sesenta años desde que la joven aún Organización Mundial de la Salud abordó el problema de las prácticas manicomiales y el encierro de los sufrientes mentales. En 1953 descubrió y expuso al mundo de qué se trataba esta política del encierro del sufriente mental y de las condiciones en que los detenidos desarrollaban la vida dentro de estas instituciones. La imagen de los campos de concentración del nazismo estaba aún en los ojos del mundo, la analogía del encierro en esos establecimientos, campos de exterminio y manicomios, la similitud de las condiciones del encierro de quienes lo habitaban, hizo visible el núcleo inhumano de estas instituciones, y dieron razón a las reiteradas denuncias sobre su existencia desde los comienzos del siglo XX. Para quienes conocían algo de esta historia de institucionalización de la práctica de atención psiquiátrica, se hicieron también visibles en el presente los rasgos principales de sus comienzos en la primera mitad del siglo XIX: el encierro de las "clases peligrosas" (de allí proviene el certificado de "peligrosidad" atribuido al loco) y los "cuerpos inútiles" (de los marginales, los incapaces de integrarse al trabajo, los miserables que se volcaban sobre las nuevas ciudades del naciente capitalismo industrial). Esta política afectó no sólo a los locos e incapaces mentales, sino también a masas de ciudadanos que habitaban los márgenes de la nueva sociedad industrial. Aun hoy, en nuestro presente, la existencia de estos grandes manicomios sigue siendo la imagen de la política y los establecimientos del siglo XIX.

Poco después de la sanción del documento de la Organización Mundial de la Salud en 1953, comenzaron los llamados "procesos de reconversión" de estos establecimientos y sus prácticas, lo que como contraseña habitual nombramos como "reforma de la atención psiquiátrica". Desde algunos sectores psiquiátricos de orientación positivista definían esta reforma como una "evolución" de la psiquiatría, término propio de los fenómenos naturales y asociado a la idea de progreso, ocultando el sentido histórico de esta propuesta, que es igual a entender que se trata de procesos humanos que conciernen al pensamiento y a la actividad del hombre y por lo tanto sólo es posible entenderlos en su dimensión política e histórica, por fuera de la falsa idea de "progreso" o "evolución" de las prácticas psiquiátricas.

Con matices diferentes, en 1963 se sancionó en Estados Unidos la Ley Kennedy de Psiquiatría Comunitaria, se crearon Centros de Salud Mental y las llamadas "casas de medio camino" para alojar a quienes se externaban de los manicomios. En el Reino Unido, Beveridge, discípulo de lord Keynes, creó la conocida Seguridad Social inglesa, que incluye la problemática de salud mental y los hospitales psiquiátricos, la cual se propone en la década de los años sesenta el cierre progresivo de más de 150 hospitales psiquiátricos en el Reino Unido. Muy vinculado a la experiencia en Inglaterra, Franco Basaglia, en Italia, logró en 1970 la aprobación de una ley sobre los servicios de Psiquiatría por la cual se dispuso el cierre de los hospitales psiquiátricos en todo el territorio del país, y se trasladó la atención a las unidades sanitarias, servicios de salud territorializados. Estas experiencias llevaron, en 1978 en la Conferencia de Alma Ata, a incluir los cuidados de salud mental en la estrategia de atención primaria de la salud. La mayor parte de los países de Europa occidental, dentro de los llamados "Estados de Bienestar" de la postguerra, siguieron estos mismos pasos, especialmente el modelo de Seguridad Social inglés y las políticas de cierre de grandes hospitales psiquiátricos.

En 1957 estas políticas llegaron a Argentina: se creó el Instituto Nacional de Salud Mental (en su mayor parte su estatuto era copia del sistema de salud inglés) y se reunió a los once directores de las colonias de alienados que había en el país para conformar con ellos la Comisión Nacional Asesora de Salud Mental, a fin de impulsar esa reforma. Este Instituto diseñó la primera investigación epidemiológica sobre los servicios de Salud Mental de Argentina, trabajo que se detuvo en la fotografía y descripción de las once colonias de alienados y los cerca de veinte hospitales psiquiátricos activos que existían en las diferentes provincias del país. Si bien este instituto no avanzó con la reforma, sí abrió en Argentina el debate sobre estas instituciones y sus dispositivos para la atención psiquiátrica. En los años que van de 1959 hasta la década de los setenta se organizaron movimientos importantes en defensa de la reforma: la Federación Argentina de Psiquiatría, la Confederación de Psicólogos de la Argentina (en 1958 se habían creado las primeras facultades de Psicología), y otras agrupaciones de trabajadores sociales y terapistas ocupaciones, que inauguraron en conjunto los congresos anuales de Psiquiatría y Salud Mental y crearon en Buenos Aires la Coordinadora de Trabajadores de la Salud Mental, entre 1967 y 1976, año en que la dictadura militar impuesta en 1976 reprimió estas iniciativas.

Creo que fue el primer movimiento de crítica al manicomio en Argentina y la propuesta de construcción de una alternativa. A la caída de la dictadura y el regreso de la democracia, en 1983, el elegido gobierno democrático de Alfonsín creó, en el Ministerio de Salud de la Nación, la Dirección Nacional de Salud Mental y nombró a un psicoanalista destacado como su director. Se recuperaron muchas de las propuestas lanzadas en los años setenta y se logró crear en casi todas las provincias direcciones de Salud Mental. En su conjunto, la nación y las provincias iniciaron una nueva política. En esos años, en Río Negro, con apoyo de Nación y otras jurisdicciones, se lanzó con destacados resultados un programa de cierre del hospital psiquiátrico de la provincia y un desplazamiento de la atención de salud mental a una red comunitaria de servicios. Desde la Dirección Nacional, y con acuerdos con las direcciones provinciales, se organizó la Residencia Interdisciplinaria de Salud Mental, de modo que se inauguró por primera vez en el país la formación de equipos interdisciplinarios para la atención en salud mental. Con la asunción de un nuevo gobierno, en 1990, gran parte de estos avances de la reforma fueron desestimados o paralizados, se anuló la Dirección Nacional de Salud Mental para sustituirla por un repetido Instituto Nacional, vacío de propuestas, para administrar los hospitales psiquiátricos y las once colonias. Quedaron activas la reforma lograda en la provincia de Río Negro y la Residencia Interdisciplinaria de Salud Mental en algunas provincias. Tras los logros de esta gestión asistimos a un nuevo retroceso.

¿Por qué recordar estos movimientos del pasado? Creo que es necesario ampliar nuestra memoria, para destacar las dificultades en Argentina para la continuidad y logros de los movimientos de reforma, sometidos a esfuerzos de avance y ciclos de retroceso. Esto es, destacar la necesidad de la memoria histórica a la cual las autoras hacen un aporte sustancial, y mostrar cómo en los comienzos del siglo XXI estas experiencias se empalmaron con los movimientos de derechos y especialmente con los Congresos de Salud Mental que organizaron las Madres de Plaza de Mayo. Estas actividades muestran que lo que había sido silenciado por la dictadura estaba latente en la conciencia de la mayor parte de los trabajadores de la salud mental.

Creo entender que este libro, además de cartografiar este antes y después de la sanción de la Ley de Salud Mental, mostrar los contenidos de los debates suscitados y las diferencias de las posturas de los actores involucrados, nos introduce en la intrínseca relación de la política de derechos humanos con la política de salud mental y nos lleva a reconocer el valor de la memoria para acercarnos a la construcción de la verdad, que tal como nos enseñó Sigmund Freud, se trata siempre de la construcción de la verdad histórica, en la clínica y en los procesos de la política. Quizás el trabajo de las autoras nos alerte a todos que necesitamos estar atentos a esta memoria para identificar racionalmente el camino a seguir y remover los obstáculos, los que he mencionado y también los que seguramente seguiremos enfrentando.

Julio 2020

Introducción

En unos de los tantos encuentros que compartimos, esta vez en el sur de Argentina, nos propusimos analizar juntas los diez años transcurridos desde la sanción de la Ley Nacional de Salud Mental 26.657. Debíamos encontrar herramientas que nos permitiesen pensar dicho proceso; de ahí una cartografía posible que abra nuevos interrogantes y nuevos diálogos.

El análisis, situado desde una perspectiva histórica, social y cultural, incluye nuestra propia subjetividad en la construcción de sentido. Se trata de una historia narrada a través de nuestra propia memoria, desde los recuerdos vividos, las narrativas, los actos y los gestos, pero también de relatos que representan discontinuidades, rupturas y olvidos. Como dice Elizabeth Jelin (2002), se trata de vivencias personales directas, con todas las mediaciones y mecanismos de los lazos sociales, de lo manifiesto y lo latente o invisible, de lo consciente y lo inconsciente; de saberes, creencias, patrones de comportamiento, sentimientos y emociones, que son transmitidos y recibidos en la interacción social, en los procesos de socialización de las prácticas culturales de un grupo. Entendemos que el pasado que se rememora es activado en un presente y en función de expectativas de un futuro.

Somos dos compañeras de ruta: una trabajadora social y una psicóloga, que al interrogarnos acerca de nuestras disciplinas y prácticas, intentamos recuperar los posicionamientos ético-políticos de una generación que nos antecedió. En diálogo con ellos, nos propusimos tejer una mirada interdisciplinaria sobre la Ley Nacional de Salud Mental, como instrumento que tiene efectos en el campo de la salud mental, transformando la vida social, cultural e institucional. Emiliano Galende y Vicente Galli no sólo nos acompañaron como interlocutores; sus aportes se incluyen al comienzo y al final del libro.

Este texto implicó la resignificación de nuestras propias producciones como investigadoras inscriptas en la universidad pública, cuestión que nos permitió ahondar los recorridos y afianzar nuestro compromiso con la salud mental y los derechos humanos. No hemos realizado ninguna de las investigaciones en soledad, estas siempre se constituyeron en producciones colectivas, interdisciplinarias e intergeneracionales, y sus diálogos estimularon y enriquecieron los debates aquí trazados.

Esta cartografía posible, como herramienta teórico-práctica (Brizuela, 2016), nos permitió la identificación de nuevos componentes, la creación de nuevas relaciones y la intervención en diversos conflictos de poder en torno a la implementación de la Ley Nacional de Salud Mental, así como el planteo de nuevas preguntas acerca del presente y la incertidumbre del futuro. Trazos de sedimentación y de fisuras que construyen mapas desmontables, conectables, alterables, modificables, con múltiples entradas y salidas y con sus líneas de fuga (Deleuze y Guattari, 2002). Trazos cartográficos que no pueden dejar de interrogarnos acerca de la violencia sobre los cuerpos y las subjetividades, la desintegración social, la pérdida de lazos sociales propia del modelo asilar (pero que lo trascienden). Formas de desmantelamiento presentes en muchas de las prácticas cotidianas en el campo de la salud mental, que intentamos poner aquí en escena, con el objeto no sólo de cuestionarlas profundamente, sino también de transformarlas hacia la libertad. Como nos enseñó nuestra querida Silvia Bleichmar, la libertad es impensable sin representación de futuro, aun cuando ella misma pueda devenir proyecto, pero este no puede proyectarse sobre el vacío representacional u operativo, sino sobre sus reales posibilidades de ejercicio (Bleichmar, 2009).

En dicho contexto, narramos este libro desde una perspectiva particularmente situada, que pone el énfasis en tres coordenadas: la apuesta por la sanción de la Ley Nacional de Salud Mental; la legislación, las políticas públicas y las transformaciones urgentes; y por último, los nuevos actores sociales vinculados a los derechos humanos, valorando particularmente las voces de las usuarias y los usuarios de servicios de salud mental.

En las coordenadas cartográficas iniciales ubicamos el proceso que, con posterioridad al advenimiento de la democracia en Argentina, consolidó actores y organismos vinculados a los derechos humanos, que fueron instituyendo, dentro de sus reclamos y luchas históricas, la problemática de las personas internadas en los grandes hospicios. Hacemos referencia a actores que, antes de comenzar el desarrollo del proyecto de ley, ya habían instalado frondosos debates acerca de nuevas producciones de sentido y prácticas en el campo de la salud mental, en el marco de los derechos humanos.

A continuación, vinculamos a los organismos internacionales –particularmente la Organización de las Naciones Unidas (ONU), la Organización Mundial de la Salud (OMS) y su oficina regional, la Organización Panamericana de la Salud (OPS)–, que mediante documentos y recomendaciones, instaron a los países miembros a generar legislaciones específicas para la protección, promoción y mejora de los derechos humanos de las personas con sufrimiento psíquico.

Finalizamos estas coordenadas analizando el tenso escenario que instituyó la necesidad de una norma en el campo de la salud mental y los derechos humanos en la Argentina. Es desde esta perspectiva que incorporamos el análisis que narra el proceso de discusión previo a la sanción y promulgación de la Ley Nacional de Salud Mental, contextualizando los debates de los actores en torno a ella y el nuevo tipo de correlación de fuerzas que involucró a la norma como un acontecimiento.

Las coordenadas cartográficas pendientes se encuentran enlazadas a las políticas públicas. Para su análisis, además de aprehender los momentos de su institucionalización, procuramos comprender cómo esos elementos se articulan en un proceso social que coloca en disputa al conjunto de los actores en el campo de la salud mental. Es así como introducimos el problema de la institucionalización de una política pública enmarcada en los principios de la Ley Nacional de Salud Mental, y los debates de diferentes proyectos políticos que se tensionan en el accionar cotidiano y emergen como una permanente dialéctica entre lo instituido y lo instituyente. Para aproximarnos a este desafío, avanzamos en una lectura de las políticas gubernamentales desarrolladas por el Ministerio de Salud de la Nación durante estos diez años, profundizando en los avatares, avances, retrocesos y oportunidades que se fueron consolidando.

A continuación –parafraseando a Eduardo Galeano– planteamos "las venas abiertas del campo de la salud mental", con el abordaje de aquellas instancias aún productoras de lo que, en 1986, Basaglia denominó "violencia institucional". Aquí nos interesó ahondar en la raíz profunda de las violaciones a los derechos humanos, en instituciones de encierro en la Argentina, al cumplirse diez años de sanción de la Ley Nacional de Salud Mental, y la tensión permanente de estas prácticas con su cumplimiento.

El análisis prosigue con los movimientos pendulares en las trayectorias de prácticas alternativas y sustitutivas al manicomio. Los vaivenes políticos vividos a partir de la sanción de la Ley Nacional de Salud Mental posibilitaron, en algunos casos, el fortalecimiento de estas experiencias. En períodos de gobiernos neoliberales –tanto a nivel nacional como de distintas jurisdicciones–, el sostenimiento de estas experiencias quedó a la deriva y su continuidad puede vincularse al impulso de las trabajadoras y los trabajadores del campo de la salud mental, de las usuarias, los usuarios y los familiares. A pesar de todo ello, muchas de estas experiencias fueron castigadas, desfinanciadas y algunas finalmente desarticuladas.

En la última coordenada de esta cartografía incorporamos a los actores sociales previstos por la Ley Nacional de Salud Mental como garantes de derecho. Describimos la Unidad de Letrados del Artículo 22 de la Ley 26.657; la Unidad de Letrados de Personas Menores de Edad, Art. 22 de la Ley 26.657; el Órgano de Revisión; la Comisión Nacional Interministerial en Políticas de Salud Mental y Adicciones, y el Consejo Consultivo Honorario de Salud Mental y Adicciones. Sus acciones implicaron profundas modificaciones en el campo de la salud mental, no sólo formales sino también ideológicas y culturales.

El cierre lo dan las voces de las usuarias y usuarios de servicios de salud mental y sus familiares, quienes se levantan en defensa de los derechos humanos de las personas con sufrimiento psíquico. Sus experiencias y sus luchas antimanicomiales propician la necesidad central de resignificar las prácticas. Dado que la historia cobra sentidos distintos según quién la narra y el contexto en el que se desarrolla, el lema "nada de nosotrxs sin nosotrxs" fue forjando conciencia e instrumentos colectivos que avanzan hacia la consolidación de derechos.

Esperamos que esta cartografía estimule y enriquezca debates, discusiones, reflexiones activas y cuestionamientos constructivos, los cuales permitan avanzar en un trabajo analítico sobre los procesos de implementación de la Ley Nacional de Salud Mental, convocando a transformar la realidad de las políticas y las prácticas en el marco del reconocimiento del otro y de la construcción de lazos sociales.

Coordenadas cartográficas iniciales

La apuesta por la sanción de una ley nacional de salud mental

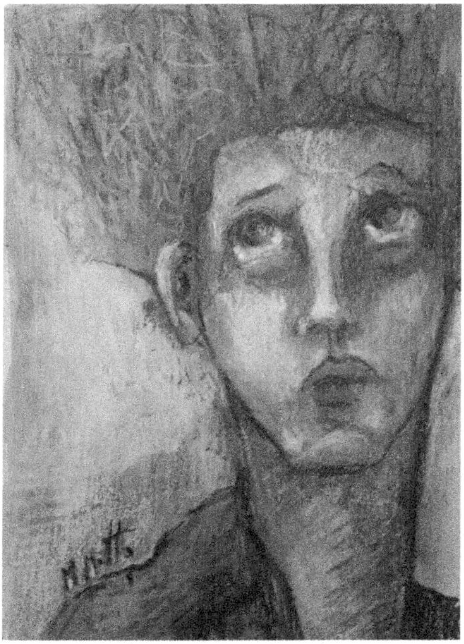

En cierta esperanza, Marcela Motta, 2020.

Arena pública y actores emergentes en el contexto previo a la Ley Nacional de Salud Mental

Una vez finalizada la dictadura cívico militar en Argentina, en 1983, paulatinamente se reinstaló un importante proceso de discusiones, disputas y debates en la *arena pública* –entendida como "el lugar de ajuste recíproco y de ordenamiento expresivo de los comportamientos" (Cefaï, 2012: 9)–, que puso en evidencia una situación violatoria de los derechos humanos en el campo de la salud mental. Concebimos este contexto histórico como un punto de inflexión en la construcción de un problema público que comenzó bajo la idea de una injusticia (Boltanski, 2000; Cefaï, 2011) y que, progresivamente, aglutinó actores (Testa, 2007) del campo de los derechos humanos y de la salud mental.

En la Argentina, la lucha por la recuperación de la memoria, el juicio y castigo a los culpables de los crímenes de lesa humanidad producidos por la última dictadura cívico militar, así como la lucha bajo la consigna de "Aparición con vida de los 30.000 detenidos/desaparecidos" y la recuperación de la identidad de los nietos, hijos de desaparecidos, consolidaron movimientos locales de resistencia que instituyeron una "nueva configuración de la praxis, no sólo en la región, sino a nivel mundial" (Raffin, 2006: 208). Estos organismos comenzaron a transitar la continuidad de sus reclamos desde una perspectiva de lucha por la recuperación de los derechos de las poblaciones vulnerables (Lorenzetti, 2009), y entre ellas, de las personas con sufrimiento psíquico. Tal como afirma Ana Dinerstein, estos movimientos "ayudaron a la recuperación de la *concretez* de aquello que había sido forzado a sumergirse en un mundo de *abstracción* e irrealidad" (Dinerstein, 2001: 13, cursivas del original).

Así, la interacción entre estos dos campos se produjo en un espacio que institucionalizó la construcción de un *problema público*: la violación de los derechos humanos de las usuarias y los usuarios de servicios de salud mental. Siguiendo a Luc Boltanski, esta construcción de un problema público depende de la capacidad de los ciudadanos de trascender sus intereses particulares y dirigirse hacia un objetivo de bien común (Boltanski; 2000: 31). Lo público lo enmarcamos, tal como lo expresa Daniel Cefaï, como "una forma extraña de vida colectiva que emerge alrededor de un problema siendo al mismo tiempo parte de él" (Cefaï, 2012: 4).

En este sentido, se constituye como central el proceso de publicización del reclamo sobre las condiciones de vida de los sujetos internados en grandes instituciones monovalentes. A partir de la publicación y divulgación del libro *Vidas arrasadas. La segregación de las personas en los asilos psiquiátricos argentinos* realizada por el Centro de Estudios Legales y Sociales (CELS) y el Mental Disability Rights Internacional (CELS y MDRI, 2008), y de las acciones que ocurrieron a partir de este en un horizonte de enmarques y contraenmarques (Nardacchione y Acevedo, 2013), la violencia institucional hacia las personas con padecimiento psíquico se instaló en la agenda del Estado.

El proceso de publicización que se llevó a cabo en este contexto consistió en sortear las fronteras de lo público y lo privado, donde lo privado se convirtió en lo público. El problema de la violación de los derechos humanos de las usuarias y los usuarios de los servicios de salud mental, especialmente aquellos vinculados a largos períodos de internaciones en los hospitales monovalentes, se consolidó en el reclamo legítimo por parte de diversos actores de la sociedad civil vinculados al campo de derechos humanos. La publicización resulta "de la composición de pequeñas elecciones, razonamientos y decisiones en entornos, y según experiencias y acciones que habilitan y restringen las formas de compromiso de los actores" (Cefaï; 2012: 26).

En este contexto se fundó un nuevo orden de situación en nuestro país, con actores que irrumpían en el campo de la salud mental y generaban una arena pública con marcas en los incipientes procesos des/institucionalizadores. Desde nuestra mirada, entendemos la des/institucionalización como perspectiva ideológica dentro del campo de la salud mental en la cual los abordajes, por fuera de las instituciones de secuestro, son pensados, construidos, instituidos y legitimados. En este sentido, la barra invertida supone la necesidad de sustitución de viejas lógicas institucionales, pero, necesariamente, la creación de nuevas institucionalidades (Faraone, 2012a)[1].

Así, los derechos humanos trascendieron su manifestación como orden jurídico para ubicarse en el lugar de una idea fuerza capaz de provocar la potencia de actores o agentes en el devenir social (Stolkiner, 2010; Stolkiner y Ardila, 2012). Armando Bauleo dice: "la salud mental y los derechos humanos no sólo van de la mano sino también se intrincan e interinfluyen siendo difícil señalar prioridades o distinguir los límites entre ambas" (Bauleo, 2007: 40).

Siguiendo a Elizabeth Jelin, los movimientos de derechos humanos colocaban al Estado en el centro de las demandas y reclamos como garante de los derechos básicos (Jelin, 2003). En este contexto, diferentes actores inscriptos en esta perspectiva asumieron la lucha por una sociedad sin manicomios y por prácticas inclusivas.

Tal como describe Silvia Faraone (2012a), estos actores se pueden configurar en tres órdenes diferenciales: los pertenecientes al campo gubernamental; los vinculados a los organismos de la sociedad civil que surgieron en el marco de la lucha contra los crímenes de lesa humanidad durante la última dictadura cívico

---

1 Concepto que reformula y profundiza las abordadas en trabajos precedentes sobre *despsiquiatrización* (Szasz, 1976, 1986, 1994), *antipsiquiatría* (Laing, 1972, 1975, 1976; Cooper, 1985), *desinstitucionalización* (Rotelli, De Leonardis y Mauri, 1987; Rotelli y Amarante, 1992) y *desmanicomialización* (Cohen y Natella, 1994; Schiappa Pietra, 1992). (Faraone, 2012a).

militar y fueron ampliando su espacio de lucha por otros conjuntos sociales vulnerados de sus derechos, como la Asociación Madres de Plaza de Mayo y el CELS, entre otros; y los pertenecientes a organizaciones que surgieron al interior del campo de salud mental y desde allí instalaron el problema de la violación a los derechos fundamentales de las personas con padecimiento psíquico.

En este último grupo se pueden diferenciar múltiples actores que impulsaron el nuevo paradigma. Entre los que tuvieron un mayor nivel de visibilidad en las arenas políticas en el contexto histórico previo a la sanción de la Ley Nacional de Salud Mental (LNSM), podemos cartografiar los siguientes espacios:

- Organizaciones vinculadas fuertemente a la temática de los derechos humanos y la salud mental, como la Asociación por los Derechos de la Salud Mental (ADESAM).
- Espacios universitarios, tales como las cátedras libres de derechos humanos de diferentes unidades académicas, especialmente, la perteneciente a la Facultad de Medicina de la Universidad de Buenos Aires (UBA), las cátedras de salud mental con enfoque de derechos humanos de la Facultad de Psicología y de la Facultad de Ciencias Sociales de la UBA, las maestrías y doctorados en salud mental de la Universidad Nacional de Lanús (UNLa), la Universidad Nacional de Entre Ríos (UNER) y la Universidad de Córdoba, entre otros tantos ámbitos académicos.
- Organizaciones que surgieron al interior de las instituciones monovalentes a partir del trabajo con usuarias y usuarios y que en sus recorridos afianzaron prácticas innovadoras con fuerte impronta en procesos des/institucionalizadores. El desarrollo de estas prácticas dejó huellas en la fundación del campo de los derechos humanos, en particular, a los vinculados a la población

internada en grandes instituciones. Se pueden destacar el Frente de Artistas del Borda[2], la Radio la Colifata y el Programa de Rehabilitación y Externación Asistida (PREA) del Hospital Dr. José A. Esteves, en la provincia de Buenos Aires.

- Redes de usuarias, usuarios y familiares, como la Red de Familiares, Usuarios y Voluntarios por los Derechos de las Personas con Padecimiento Mental, la Asociación Argentina de Ayuda a las Personas que Padecen Esquizofrenia y su Familia, y la Asamblea Permanente de Usuarios de Servicios de Salud Mental (APUSSAM).
- Organizaciones fundadas por los propios trabajadores como el Foro de Salud Mental, conformado por veinte instituciones de la Ciudad de Buenos Aires (CABA), la Comisión Especial de Seguimiento y Evaluación para el cumplimiento de la Ley N.º 448 de Salud Mental de la CABA, el Movimiento de Trabajadores de Salud Mental de la Provincia de Santa Fe y La Mesa de Trabajo Permanente en Salud Mental y Derechos Humanos en la Provincia de Córdoba, que constituyó el antecedente del actual Observatorio de Salud Mental y Derechos Humanos. También se fortalecieron algunos espacios sindicales, tales como el Instituto de Estado y Formación de la Asociación de Trabajadores del Estado y la Central de Trabajadores del Estado.

Esta breve descripción no tiene la intención de ser exhaustiva, reconocemos su limitación al omitir un importante número de instituciones provinciales y locales que desde sus prácticas cotidianas abonaron, en el contexto previo a la LNSM, por los derechos humanos

---

2 El 6 de setiembre de 2011 la Legislatura de la CABA otorgó el Diploma de Persona Destacada en el ámbito de los derechos humanos a Alberto Sava, coordinador general y fundador del Frente de Artistas del Borda.

de las usuarias y los usuarios de los servicios de salud mental y aportaron desde sus experiencias a la sanción de la norma.

Organizaciones e instituciones pioneras

Más allá de la mencionada limitación, creemos pertinente detenernos en algunas instituciones, organizaciones y movimientos que responden a cada uno de los tres órdenes señalados y trazar pequeñas líneas sobre su accionar. Entre estos espacios se encuentran las redes de usuarios, usuarias y familiares, que dada la importancia de sus voces serán desarrollados en el capítulo "Las voces de usuarias, usuarios y familiares".

Ministerio de Justicia, Seguridad y Derechos Humanos

A partir de 2003, con la gestión de gobierno de Néstor Kirchner, el Estado argentino incluyó a los derechos humanos como un aspecto central de la política de gobierno. Así, el Ministerio de Justicia, Seguridad y Derechos Humanos, a cargo de Eduardo Luis Duhalde, impulsó a través de su Secretaría de Derechos Humanos un conjunto de acciones que consagraron y reglamentaron derechos fundamentales, entre ellos, aquellos vinculados a la población con padecimiento psíquico. Un documento de este organismo estableció que estas personas "representan un grupo prioritario para la política de esta Secretaría dado que se encuentran en una situación de vulnerabilidad para el ejercicio de sus derechos" (Secretaría de Derechos Humanos, 2007: 7).

En el mismo documento se estableció que entre las problemáticas que históricamente han afectado a estos grupos se podían considerar con especial preocupación: la gran cantidad de personas internadas por períodos terapéuticamente indeterminados (cronicante en buena medida); la carencia y/o falencia de servicios de atención primaria y de modelos descentralizados de atención, con inequidad en el acceso a los servicios y prestaciones de salud mental; la vulneración de derechos por parte de las agencias policiales y judiciales al considerar a quien tiene padecimiento psíquico como objeto de tutela en lugar de como sujeto de derecho; y la fragilidad del marco ético en que se desarrollaban las prácticas asistenciales, por ejemplo, en la excesiva medicación farmacológica como respuesta automática a los más diversos cuadros clínicos (Secretaría de Derechos Humanos, 2007).

Este diagnóstico llevó a la Secretaría de Derechos Humanos, por primera vez, a implementar políticas vinculadas a las problemáticas de violación de derechos en el campo de la salud mental. A partir de una iniciativa de la Dirección Nacional de Atención a Grupos en Situación de Vulnerabilidad de esta Secretaría, en 2006 se conformó la Mesa Federal de Salud Mental, Justicia y Derechos Humanos[3]. Su rol fue central para la consolidación de un actor estratégico intersectorial que actuara en la promoción de una política pública en el ámbito de la salud mental que incluyera la perspectiva de derechos humanos, e impulsara transformaciones institucionales tendientes a la aplicación de buenas prácticas en este campo (OPS, 2011).

La Mesa Federal se propuso promover los lineamientos de la *Declaración de Caracas* (OPS, 1990) y tuvo como eje de trabajo la creación de un espacio que articulara diferentes instancias de ámbitos gubernamentales y no guberna-

---

[3] Estaba integrada por representantes de: Defensoría General de la Nación del Ministerio Público de la Defensa; Asesoría General Tutelar; CELS; Dirección Nacional de Salud Mental y Adicciones (DNSMyA); ADESAM; Superintendencia de Servicios de Salud; Instituto Nacional contra la Discriminación la Xenofobia y el Racismo (INADI); PREA; Comisión Nacional de Políticas de Prevención y Control del Tráfico Ilícito de Estupefacientes, la Delincuencia Organizada Transnacional y la Corrupción; Red FUV; Asociación Argentina de Ayuda a las Personas que Padecen Esquizofrenia y su Familia; APUSSAM; Programa de Atención Comunitaria; Secretaría de Derechos Humanos de la Nación. Asimismo, contó con el apoyo técnico de la Organización Panamericana de la Salud (OPS).

mentales, a favor de generar políticas estatales con garantía en los derechos humanos en el campo de la salud mental. Las principales estrategias se dirigieron a generar líneas de acción directas e indirectas en procesos de capacitación y de asistencia técnica en salud mental, con especial atención en temas vinculados a la estigmatización y discriminación de las personas con sufrimiento psíquico. La Mesa Federal apuntaba, además, a un trabajo intersectorial entre salud, desarrollo social y justicia.

Si bien este espacio comenzó teniendo un importante centralismo de la CABA, se fueron generando espacios de descentralización que llevaron a desarrollar algunas reuniones y mesas de trabajo en diversas regiones del país, a fin de fortalecer organizaciones locales.

La Mesa Federal de Salud Mental, Justicia y Derechos Humanos funcionó hasta 2015, momento en que se interrumpió con el inicio de la gestión de gobierno de Mauricio Macri. Sin embargo, debemos destacar que luego de la sanción de la LNSM tuvo un importante protagonismo: en 2011, con motivo del cumplimiento de un año de su sanción, organizó una serie de actividades, y en 2014 publicó el texto "Prácticas inclusivas en salud mental y adicciones con enfoque de derechos humanos" (Mesa Federal e INADI, 2014). En este texto se socializaron experiencias y prácticas inclusivas que contenían los ejes: salud mental y comunidad; vida y comunidad; y arte, trabajo y salud mental.

La Secretaría de Derechos Humanos también ocupó un rol central en el desarrollo del Centro de Asistencia a Víctimas de Violaciones a los Derechos Humanos Dr. Fernando Ulloa, creado por decreto presidencial en 2009. Este centro lleva el nombre de quien fue uno de los actores que ha enhebrado, en toda su trayectoria, los derechos humanos y la salud mental, instando a pensar el sufrimiento desde una perspectiva ético-política (Ulloa, 2011). El Centro Ulloa, como se lo conoce, tiene por finalidad la atención a víctimas tanto del terrorismo de Estado como de otras situaciones provocadas directamente por agentes del Estado que, en ejercicio abusivo de sus funciones, hubieran generado violaciones a los derechos humanos; en este sentido incluyó, entre sus acciones, las vinculadas a las usuarias y los usuarios de los servicios de salud mental. A partir de 2015 sus funciones tuvieron una transformación importante, y así los procesos sostenidos con personas víctimas del terrorismo de Estado, tanto en el abordaje psicoterapéutico como el de acompañamiento durante los juicios, se vieron afectados por el despido de profesionales vinculados a esta área. Asimismo, se dificultaron las tareas de capacitación en las provincias para el acompañamiento y las evaluaciones, como aquellas acciones desarrolladas directamente en el campo de los derechos humanos en salud mental.

Otro actor central, entre los pertenecientes al Ministerio de Justicia y Derechos Humanos en el proceso aquí narrado, fue el INADI, creado en 2003. A partir del área de salud de este organismo se estableció como línea de acción prioritaria la temática de la salud mental y el uso problemático de drogas. Luego de la sanción de la LNSM, el rol de esta institución en el campo de la salud mental se fortaleció hasta constituirse en un actor principal en el proceso de reglamentación, y luego generando un trabajo conjunto con otros organismos y agrupamientos de la sociedad civil para la implementación y los cambios que la ley requería en el marco de la elaboración de propuestas de políticas públicas en la materia y de las capacitaciones en torno al nuevo modelo de atención. Asimismo, fue un actor importante en el marco del Grupo de Trabajo sobre Accesibilidad Electoral, que brindó apoyo técnico a las campañas de documentación de las personas usuarias de los servicios de salud mental y por su derecho a votar (INADI, 2011).

Asociación Civil Madres de Plaza de Mayo

En 2002, la Asociación instituyó uno de los movimientos de salud mental y derechos humanos más importantes del ámbito nacional y latinoamericano: el Congreso Internacional de Salud Mental y Derechos Humanos. En la presentación del primer encuentro se estableció que

> [...] la salud mental en el marco de la lucha por la defensa de los derechos humanos convoca para recuperar las nuevas subjetividades de nuestro tiempo apuntando las prácticas grupales, institucionales y colectivas que rescatan el ser histórico social (Asociación Madres de Plaza de Mayo, 2002).

Desde entonces, y hasta 2016, en las distintas ediciones fueron convocados un conjunto de actores pertenecientes a diversos campos sociales para participar en el Comité de Honor y el Comité Científico[4] así como para la organización de conversatorios y conferencias[5]. Los congresos estuvieron acompañados por distintas actividades artísticas y culturales que produjeron, además de un hecho académico, un espacio donde las márgenes disciplinares trascendieron lo propio (interno) del campo de la salud mental, para conformar un ámbito en el cual se cuestionaron las prácticas de control social (Pavarini, 1994a, 1994b; Pitch, 1996).

---

4 A lo largo de los diferentes encuentros el Comité de Honor estuvo integrado, entre otros, por: Hebe de Bonafini, Vicente Zito Lema, Osvaldo Bayer, Ricaldo Malfé, Rafael Paz, Tato Paulovsky, León Rozitchner, Gilou García Reinoso, Ana Quiroga, y David Viñas. Los comités ejecutivos estuvieron integrados, entre otros, con: Alfredo Luciardo, Alfredo Grande, Eduardo Barcesat, Gregorio Kazi, Digo Zerba, Silvia Rivilli y Yael Geller. El Comité Científico se conformó, entre otros, por María Ines Assumcao Fernandez, León Ferrari, Luciana Edelman, Darío Lagos, Marcelo Percia, Raúl Cerdeiras, Juan Carlos Stagnaro, Alejandro Vainer y Enrique Carpintero.

5 Entre los participantes podemos mencionar a Silvia Bleichmar, Gregorio Baremblitt, Mario Testa, Emiliano Galende, Fernando Ulloa, Juan Carlos Volnovich, Vicente Galli, Paulo Amarante, Débora Ferrandini, Alicia Stolkiner, Graciela Zaldduar, Ana María Fernandez, Alfredo Carballeda, José Carlos Escudero, Celia Iriart, Mario Rovere, Armando Bauleo, Franco Rotelli, Diana Mauri y Graciela Touzé.

Además, contaron con un sinnúmero de precongresos realizados en distintas provincias argentinas, países limítrofes y España. En cada edición se incrementó el número de trabajos presentados, lo que dio muestra de una amplia producción nacional y latinoamericana relacionada con prácticas de salud mental y derechos humanos. En 2007, coincidentemente con el trigésimo aniversario del nacimiento de Madres de Plaza de Mayo, se realizó el V Congreso y en la introducción de su programa se plasmó el significado de la construcción de ese espacio colectivo:

> Inicio formal que relanza multiplicidad de encuentros académico-políticos acaecidos durante todo el año en diversidad de lugares que han cobijado singularmente los procesos de construcción colectiva que nos sostiene como trabajadores de salud mental y militantes de derechos humanos. [...] Ámbito de intercambio, socialización, debate, gestión de vínculos, praxis; nacimiento y materialización de utopías activas fundadas en el respeto, la solidaridad, el sostén riguroso de las diferencias y las producciones populares revolucionarias. [...] Congreso de Salud Mental y Derechos Humanos que emerge de los 30 años de lucha insurgente de las Madres de Plaza de Mayo y que los colectivos combativos, que mantienen las praxis rebeldes de emancipación, recrean con su participación activa (Asociación Madres de Plaza de Mayo, 2007).

En ese quinto encuentro se creó el Movimiento Social de Desmanicomialización y Transformación Institucional, que fue dando marco a múltiples expresiones sociales, culturales, políticas, ideológicas y científicas centradas tras un objetivo común, la búsqueda y creación de prácticas alternativas (Asociación Madres de Plaza de Mayo, 2007). Para este movimiento, la desmanicomialización fue entendida como la supresión del manicomio como institución asilar, custodial. Por eso, las márgenes del movimiento no se agotaron en la temática del manicomio, sino que trascendieron hacia otros dispositivos que conformaban lógicas manicomiales. Estaba integrado por actores pertenecientes a diferentes instituciones y organizaciones nacionales e internacionales y su consigna se resumió en la frase "por una sociedad sin manicomios".

Los congresos de salud mental y derechos humanos de Madres de Plaza de Mayo constituyeron un espacio de debate central en el transcurso del proceso parlamentario, así como durante la redacción y discusión de los proyectos para una Ley Nacional de Salud Mental. Fue en ellos donde múltiples voces de movimientos sociales y de usuarias y usuarios aportaron su mirada al entramado de la norma. Tal fue la participación e involucramiento de la Asociación que el día de la sanción de la LNSM, en su sede, se llevaron a cabo festejos por este logro, del que participaron todos los actores comprometidos con esta.

En el Congreso de 2013 se impulsó la discusión en torno al plan nacional de salud mental y se creó un espacio para su construcción colectiva.

Centro de Estudios Legales y Sociales

El equipo de salud mental del CELS funciona desde 1982 en el marco de abordajes a personas con padecimiento psíquico, producto de múltiples consecuencias del terrorismo de Estado[6]. Sin embargo, incrementó sus acciones en salud mental en 2008, cuando publicó junto al Mental Disability Rights Internacional, el informe ya señalado, *Vidas arrasadas. La segregación de las personas en los asilos psiquiátricos argentinos* (CELS y MDRI, 2008), donde se presentaron los resultados del estudio realizado entre junio de 2004 y julio de 2007, en el que se documentaron violaciones a los derechos humanos contra las 25.000 personas que

6 Desde 1991, el CELS recibe un subsidio del Fondo de Contribuciones Voluntarias para las Víctimas de la Tortura de la Organización de las Naciones Unidas (ONU), destinado a la asistencia clínica de víctimas de la tortura y sus familiares. Entre 1999 y 2004, además, contó con un subsidio de Amnesty-Suecia para el tratamiento de casos específicos de hijos de desaparecidos.

se encontraban asiladas en las instituciones psiquiátricas argentinas[7]. Como apuntó Alfredo Kraut, esta publicación tuvo una impronta significativa, ya que puso en escena la problemática de la institucionalización masiva como consecuencia de decisiones políticas equívocas, que se traducían en una mala asignación de los recursos gubernamentales y en la ausencia de planificación en políticas específicas para proveer la atención a la salud mental centrada en la comunidad (Kraut, 2008). En este sentido, *Vidas arrasadas* reinstaló en la agenda del Estado la problemática de la salud mental, la cual había sido invisibilizada a partir de la década de 1990.

Consecuentemente, el informe hace principal hincapié en la violación sistemática de los derechos humanos y en la necesidad de creación de dispositivos alternativos y sustitutivos a las instituciones asilares. Asimismo, planteó como principales recomendaciones al Poder Ejecutivo la necesidad de revisión de todas las internaciones, de implementar programas nacionales para desarrollar servicios de salud mental de atención comunitaria, de promover mayores recursos a la unidad coordinadora de salud mental, de apoyar el desarrollo de movimientos de defensa de derechos dirigidos por las usuarias y los usuarios del sistema de salud y de desarrollar planes de capacitación del personal. Para el Poder Legislativo, ya en ese momento, recomendó *la urgencia de sancionar una ley marco nacional*. Al Poder Judicial le solicitó que se investigaran las muertes acaecidas en instituciones de salud mental y que se estableciera un protocolo de investigación para cualquier muerte que pudiera ocurrir en el futuro; y al Ministerio Público le pidió

---

7 La autora e investigadora principal de este informe fue Alison Hillman de Velásquez, directora del programa en las Américas del Mental Disability Rights Internacional, y la coordinadora del Equipo de Salud Mental del CELS fue Roxana Amendolaro. Los equipos de trabajo visitaron numerosas instituciones para personas con discapacidades psiquiátricas e intelectuales de Argentina, y realizaron entrevistas a funcionarios, profesionales, personas institucionalizadas y organizaciones no gubernamentales.

que se garantizara una defensoría gratuita y eficiente de las personas internadas, lo que luego se concretó en el art. 22 de la Ley 26.657.

El CELS incorporó por primera vez, en su informe de derechos humanos de 2005, un capítulo de salud mental: "Violencia y abandono en la Unidad Psiquiátrica Penal N.º 20 del Hospital Borda". También se refirió al tema en 2007 con "Los derechos humanos y la salud mental en la Ciudad de Buenos Aires. Una transformación necesaria", y en 2009 con el capítulo "El derecho de defensa y el acceso a la justicia de las personas usuarias de los servicios de salud mental".

Siguiendo esta línea, el CELS se constituyó en un actor central en el proceso de debate en ambas cámaras legislativas, para lo que elaboró, en agosto de 2009, un documento en el que hizo referencia a los contenidos mínimos necesarios para una legislación desde una perspectiva de derechos humanos.

En los años siguientes a la sanción de la LNSM se fue consolidando su participación en el campo de la salud mental y afianzando el desarrollo de informes y acciones específicas. En 2015 incorporó el capítulo titulado "El desafío de implementar la Ley Nacional de Salud Mental. Avances y deudas en el camino hacia el cambio de paradigma y el cierre de los manicomios", en el cual se estableció la necesidad de enfrentar múltiples desafíos para que la norma sancionada se tradujera en políticas con capacidad de generar un cambio real en la vida de las personas; este texto concluye diciendo que "la Ley Nacional de Salud Mental puede ser letra muerta si no existen prácticas institucionales que lleven adelante el proceso de trasformación" (CELS, 2015a: 515). Ese mismo año el CELS publicó "Cruzar el muro. Desafíos y propuestas para la extensión del manicomio" (CELS, 2015b), un informe con una fuerte impronta propositiva que incluyó recomendaciones y propuestas estratégicas para las políticas públicas.

Asociación por los Derechos en Salud Mental

ADESAM fue otro actor activo en el proceso de discusión parlamentaria del proyecto de la LNSM. Comenzó como proyecto en 2002 y tomó cuerpo institucional tres años más tarde con la conformación de un grupo de profesionales de diferentes disciplinas del campo de la salud mental.

Coordina acciones, prácticas y políticas en salud mental desde la perspectiva de los derechos humanos en un espacio de fortalecimiento de lazos comunitarios y personales. También se avoca a la promoción de la sustitución de los hospitales monovalentes por servicios con base en la comunidad, apostando a un cambio cultural que destierre la idea instalada de la necesidad de aislamiento de las personas con padecimiento psíquico.

En este marco, un vínculo fortalecido y sostenido con actores de la desinstitucionalización italiana le otorgó a ADESAM un modelo de funcionamiento vinculado a actividades concretas de inclusión de los sujetos con padecimiento psíquico en la vida colectiva. Así, fueron algunos de los miembros de ADESAM quienes llevan adelante el PREA del Hospital José A. Esteves (Cáceres *et al.*, 2009). ADESAM y PREA coordinaron en conjunto dos proyectos: la revista *Mente Libre*, sobre salud y cultura, y la cooperativa gráfica Made in Libremente. Ambas iniciativas formaron parte de los emprendimientos socio-productivos que ADESAM desarrolló con financiación de la Unión Europea, en el marco del Proyecto Dignidad, que proponía la promoción e implementación de actividades para el ejercicio de la ciudadanía de las usuarias y los usuarios de servicios de salud mental.

Por otro lado, un dispositivo por demás creativo instituido por ADESAM fue el "Patas para Arriba", un espacio iniciado en 2008 que, a través de actividades culturales y deportivas –como ferias, conciertos y peñas, campeonatos de fútbol, fiestas populares y talleres de murga, candombe, circo y plástica–, se pronunció contra el estigma y la discriminación, y a favor de la integración social de las personas con padecimiento psíquico. Estos encuentros se desarrollaron en diversas plazas de la CABA, con el objetivo de realizar una actividad pública de gran visibilidad e impacto en la comunidad y se pusiera de manifiesto la problemática del encierro crónico y la restitución de derechos humanos de las usuarias y los usuarios.

Frente de Artistas del Borda

Nació en 1984 a través de la manifestación del arte como herramienta de denuncia y transformación social de artistas internados y externados en el Hospital Dr. José T. Borda. Los integrantes definen este movimiento como una instancia que busca hacer arte de calidad, que ayude a transformar la realidad del hospital psiquiátrico produciendo efectos en tres sentidos: subjetivo, institucional y social (Sava, 2008). Funda sus prácticas en la idea de la creatividad como una actividad liberadora sobrepasando los límites de los muros manicomiales. A través de la presentación artística de las obras y su circulación en diferentes ámbitos, se intenta romper la muralidad simbólica del hospicio, con la intención de generar vínculos hacia la comunidad (Bang, 2014).

Si bien sus orígenes estuvieron vinculados a la consolidación de un espacio de lucha dentro de los hospitales psiquiátricos ante la represión y la violencia que allí existían, rápidamente se reconfiguró con el objetivo de salir de estas y politizar la problemática existente (Ferigato, Sy y Resende Carvalho, 2011). En 2003, el Frente consolidó un espacio nacional junto a otros artistas internados y fundó la Red Nacional de Arte y Salud Mental. También participa activamente como miembro fundador de los Festivales Latinoamericanos de Artistas internados en Hospitales Psiquiátricos.

El trabajo cotidiano, coordinado al menos por un artista y un psicólogo, es desarrollado a través de talleres tales como el de desmanicomialización, plástica, música, mimo, teatro, teatro participativo y circo. En este proceso hay una profunda hermandad con otras organizaciones que venían instituyendo instancias des/institucionalizadoras, y desde estos múltiples espacios se constituyó en un actor con participación activa de usuarias y usuarios de salud mental en la difusión para la sanción de la LNSM tanto a nivel nacional como internacional.

Radio La Colifata

Es una organización no gubernamental que desarrolla actividades en el área de investigación y brinda servicios en salud mental utilizando los medios de comunicación para la creación de espacios en salud. La Colifata surgió como una columna de expresión y de opinión de usuarios y ex usuarios del Hospital Dr. José T. Borda en una FM comunitaria del barrio de San Andrés, donde la idea desde un principio era poder incluir la voz de aquellos que habían sido excluidos socialmente. Fue creada en 1991 se constituyó en la primera radio en el mundo en transmitir desde los jardines de un hospital neuropsiquiátrico (Olivera, 2005).

La Colifata trabaja en pos de producir conocimiento en el cruce de campos de la salud mental, los medios de comunicación y los derechos humanos, y desarrolla espacios concretos de intervención para trabajar en la disminución del estigma social y la promoción de recursos simbólicos en las usuarias y los usuarios. Se propone favorecer los procesos de creación de lazos sociales y fortalecer la autonomía hacia una vida social integrada en el marco del ejercicio de los derechos ciudadanos.

La radio constituyó una iniciativa en la cual las usuarias y los usuarios tuvieron un lugar relevante en el apoyo y difusión de los eventos que surgían en torno al proyecto de LNSM. Tal es así que en el momento de su promulgación, la entonces presidenta de la Nación, Cristina Fernández de Kirchner, recibió en la Casa Rosada a las participantes y los participantes de la radio. En ese encuentro conversaron sobre la nueva legislación, el derecho a la vivienda y a la participación política de las usuarias y los usuarios (puntualmente el derecho al voto). Como muestra de cariño, las colifatas y los colifatos recitaron poemas y le otorgaron a la presidenta el título honorífico de "Colifata Ilustre".

Movimiento de Trabajadores de Salud Mental de Santa Fe

Se consolidó a partir del año 2001 en el marco de la organización del Primer Encuentro de Trabajadores de Salud Mental de esa provincia, aunque su génesis data de mediados de la década de 1990, con la consolidación de la experiencia de la Colonia Oliveros, conformando una praxis de gestión e intervención en la "nueva política en salud mental" (Amarante, 2006: 123). Se constituyó por fuera de las estrategias sindicales existentes en el ámbito sanitario y se caracterizó por no contar con una estructura vertical. Fue una manifestación concreta de nuevas formas de acción colectiva (Svampa, 2007; Retamozo, 2011) que, por un lado, ponían en escena el agotamiento de un régimen institucional –en este caso la institución Colonia Oliveros, pero que la trascendía en términos políticos– y, por otro, planteaban la posibilidad de sumar a las demandas sociales, propias de la crisis estructural de ese momento, una demanda históricamente silenciada: los derechos vulnerados de las usuarias y los usuarios de los servicios de salud mental, especialmente, los institucionalizados (Faraone, 2013a).

Tuvo una profunda hermandad con el movimiento de trabajadores de salud mental brasilero; el vínculo se dio a través de la relación que sus integrantes mantenían con actores pertenecientes al campo de la salud colectiva y de la salud mental de Brasil: entre otros, con Rosana Onocko

Campos, médica rosarina residente en ese país, Gastón de Sousa Campos y Paulo Amarante. Sin embargo, el recorrido de aquel movimiento fue diferente al santafesino y, si bien sus objetivos tienen grandes puntos de encuentros, su construcción y consolidación histórica los diferencia sustancialmente, a la vez que los nutre. También, el movimiento santafesino se relacionó con distintos movimientos de derechos humanos, particularmente, con el de Madres de Plaza de Mayo. Fue miembro fundador del Movimiento Social de Desmanicomialización y Transformación Institucional, en el cual tuvo un rol activo en la discusión del proyecto de LNSM.

Primer trazo cartográfico

Las organizaciones, instituciones y los movimientos aquí mencionados trazaron importantes transformaciones, especialmente en lo que se refiere a la aparición de nuevas formas de lucha, nuevos actores y temas involucrados en la arena pública. Entendemos que han constituido una impresionante fuente simbólica (Scribano y Schuster, 2001) que, desde una lógica acción colectiva, colocaron demandas y reclamos vinculados a la violación de los derechos humanos de las usuarias y los usuarios de servicios de salud mental.

Siguiendo a Maristella Svampa, los actores que emergieron previamente a la LNSM resultaron novedosos en dos sentidos. Por un lado, expresaron una nueva politización de la sociedad a través de hacer públicas temáticas y conflictos que tradicionalmente se habían considerado propios de la vida privada (respeto por la diferencia, rechazo por los modelos disciplinadores, etcétera), y por otro, surgieron como portadores de nuevas prácticas orientadas a la construcción de organizaciones más flexibles y democráticas (Svampa, 2005). Así, los actores aquí enunciados se convirtieron en importantes portavoces (Boltanski, 2000;

Cefaï, 2011) que lograron modelar las denuncias y visibilizar las demandas por la violación sistemática de los derechos de las personas con sufrimiento psíquico.

El recorrido de este capítulo nos permitió prestar atención a la conformación dinámica de estos colectivos, que no son estáticos, sino que permanentemente se están recomponiendo, y en los cuales, paulatinamente, las usuarias y los usuarios de servicios de salud mental comenzaron a tener mayor participación e involucramiento.

Sin embargo, volvemos a remarcar que los actores aquí graficados no son los únicos, ya que hubo un conjunto importante de muchos otros que actuaron en diversas provincias del país. Pero también, y no queremos dejar de mencionar esto, hubo otro conjunto de actores y colectivos efímeros que se armaron y desarmaron en situaciones determinadas o sucesos puntuales. Siguiendo a Cefaï (2012), estos públicos efímeros son públicos que en un momento aparecen como espectadores o público latente que luego se moviliza y se vuelve activo. Las competencias que poseen en tanto actores y las experiencias previas les permitió colocar en la arena pública al campo de la salud mental como un campo en disputa y a la sanción de una ley como una necesidad imprescindible.

Marco internacional de protección de los derechos humanos y su acogida en la Ley Nacional de Salud Mental

Del mismo modo que un importante número de actores de Argentina vinculó el campo de la salud mental a los derechos humanos como un antecedente central que posibilitó la sanción de la LNSM, un conjunto de normativas internacionales constituyó sus bases.

Partimos de situar a las personas con sufrimiento psíquico como un grupo social que se encuentra en una particular situación de vulnerabilidad y fragilidad, y con debilidad jurídica estructural, lo que conlleva la necesidad de una protección especial de parte del derecho y del sistema judicial en su conjunto. Así lo ha reconocido la Corte Suprema de Justicia Nacional (CSJN) en su fallo "R.M.J. s/ Insanía" (CSJN, 2008), en cuyo precedente sostuvo que esta necesidad de protección especial debe ser tenida en cuenta respecto de las usuarias y los usuarios institucionalizados coactivamente. Este aspecto es fundamental, ya que sitúa a estos sujetos en espacios particularmente asequibles al abuso, el estigma, la discriminación y la violación de los derechos humanos y las libertades básicas.

Un informe de la OPS presentado ante la Organización de Estados Americanos en 2009 establece que, en un número importante de Estados de América Latina y el Caribe[1], la protección judicial no es ejercida hacia las personas usuarias de los servicios de salud mental, haciendo referencia,

---

1 Se relevaron los siguientes Estados: Argentina, Antigua y Barbuda, Barbados, Belice, Brasil, Costa Rica, Chile, Ecuador, El Salvador, Guatemala, Honduras, México, Nicaragua, Panamá, Paraguay, Perú, República Dominicana y Santa Lucía.

puntualmente, a las personas institucionalizadas. El documento señala una clara relación entre desprotección jurídica y ausencia de igualdad ante la ley, derechos de libertad personal, garantías judiciales y debido proceso[2] (Vásquez, 2009). Iniciar el camino y avanzar hacia el principio de igualdad de derechos (Kraut, 2006a), en el caso de la salud mental, constituye para estos organismos una medida necesaria a ser garantizada por los Estados de Latinoamérica.

Durante el proceso de redacción del proyecto de LNSM las normativas internacionales fueron centrales al aportar una mirada hacia la protección integral de los sujetos de la intervención en salud mental (Faraone, 2013b); en este sentido se avanzó en la inclusión de los derechos que aquellas establecían y que quedaron luego plasmados en el artículo segundo de la norma. A los fines de su descripción los organizamos en función de su rango.

Por un lado, *tratados de cumplimiento obligatorio por los Estados*, o de *hard law* (Kraut, 2006a: 121) referidos a derechos humanos, que prevén disposiciones que protegen a todas las personas (derecho al reconocimiento a la libertad, a la integridad personal, a la salud, entre otros). De estos, precedieron a la sanción de la LNSM el Pacto Internacional de Derechos Civiles y Políticos (ONU, 1966a) y el Pacto Internacional de Derechos Económicos, Sociales y Culturales (ONU, 1966b).

También, *instrumentos jurídicos internacionales vinculantes para los Estados previa ratificación de sus gobiernos*, como convenios, cartas, convenciones, tratados y pactos, que tienen jerarquía constitucional, es decir rango superior a las leyes. Entre ellos se cuenta, también previa a la LNSM, la Convención de los Derechos de las Personas con Discapacidad, cuyo texto fue aprobado por la Asamblea General de la

---

2 La Corte Interamericana de Derechos Humanos, en la sentencia "Baena, Ricardo y otros", dictada en febrero de 2001, definió el *debido proceso* como "el conjunto de requisitos que deben observarse en las instancias procesales a efecto de que las personas estén en condiciones de defender sus derechos" (citado en Kraut, 2006b: 176).

ONU en 2006 y ratificado por la Argentina en 2008. Establece que entre los sujetos abarcados por sus disposiciones se encuentran aquellas personas "que tengan deficiencias físicas, mentales, intelectuales o sensoriales a largo plazo que, al interactuar con diversas barreras, puedan impedir su participación plena y efectiva en la sociedad, en igualdad de condiciones con las demás". La Convención se basó en el "Modelo Social de la Discapacidad", según el cual la discapacidad obedece a causas preponderantemente sociales (ONU, 2006: art. 1, 2.º párr.) y no a razones médicas, biológicas o religiosas. Esta norma instauró un nuevo paradigma que reafirma el goce efectivo de todos los derechos humanos consagrados en los instrumentos internacionales, sobre la base de la autonomía y dignidad intrínsecas, y establece las obligaciones que deben asumir los Estados para garantizarlos en forma efectiva (Capurro Robles y Freije, 2014). Su propuesta "nada sobre nosotros sin nosotros" posiciona a las personas y colectivos con discapacidad como sujeto de derechos y actores activos de la sociedad. El abordaje comunitario propuesto por la LNSM está en consonancia con el modelo social de la discapacidad que adopta la Convención.

Por otro lado, en la LNSM se adoptaron *normas jurídicas de carácter no vinculante*, o de *soft law* (Kraut, 2006a: 121), pero cuyo contenido resultaba de gran relevancia, ya sea porque pueden ser incorporadas a las legislaciones de los Estados o bien porque ayudan a especificar con mayor detalle los aspectos concretos de los derechos humanos que se ponen en juego en el ámbito de los servicios de salud mental. Entre ellos se cuentan resoluciones de la Asamblea General de la ONU, de las cuales son fundamentales para el campo de la salud mental los Principios para la Protección de los Enfermos Mentales y el Mejoramiento de la Atención en Salud Mental (ONU, 1991), y las Normas Uniformes para la Equiparación de Oportunidades para las Personas con Discapacidad (ONU, 1993). También son instrumentos relevantes la declaración de la OPS por la Reestructuración de la Atención Psiquiátrica en América Latina, conocida como "Declaración de Caracas" (OPS, 1990), y los Principios Rectores Para el Desarrollo de la Atención en Salud Mental en las Américas, conocidos como "Declaración de Brasilia" (OPS, 2005).

Estas normativas internacionales de derechos humanos han trazado profundos cambios en la conceptualización del campo de la salud mental. Según Víctor Abramovich, este enfoque considera al derecho internacional sobre los derechos humanos como un marco conceptual capaz de orientar el proceso de formulación, implementación y evaluación de políticas en el campo del desarrollo, y como una guía para la cooperación y la asistencia internacional respecto a las obligaciones de los gobiernos donantes y receptores, el alcance de la participación social y los mecanismos de control y responsabilidad que se necesitan a nivel local e internacional. En líneas generales, considera que el primer paso para otorgar poder a los sectores excluidos es reconocer que ellos son titulares de derechos que obligan al Estado. De este modo se procura cambiar la lógica de los procesos de elaboración de políticas, para que el punto de partida no sea la existencia de personas con necesidades que deben ser asistidas, sino sujetos con derecho a demandar determinadas prestaciones y conductas. Las acciones que se emprendan en este campo son consideradas como la vía escogida para hacer efectivas las obligaciones jurídicas, imperativas y exigibles, impuestas por los tratados de derechos humanos. Es así que los derechos demandan obligaciones y las obligaciones requieren mecanismos para hacerlas exigibles y darles cumplimiento (Abramovich, 2006).

Este enfoque resulta fundamental para aportar a una construcción emancipadora del derecho a la salud en la región. En esta línea, para alcanzar una vigencia real del derecho a la salud y el impulso correspondiente de la justiciabilidad y la exigibilidad, Jaime Brehil propone la articulación activa de tres elementos interdependientes: un nuevo proyecto jurídico robusto, asentado en un paradigma distinto, con ideas claras que conformen una visión alternativa del derecho a la salud; la conformación de un bloque de sujetos sociales dispuesto a movilizarse y cuyo interés estratégico implique la preeminencia y defensa de la vida en la naturaleza y la vida humana sobre los intereses privados; y por último, un conocimiento técnico sobre los peligros actuales y potenciales de la actividad social sobre la salud y la vida, para dotar a los cuerpos normativos de las indicaciones específicas que permitan constatar con precisión su cumplimiento (Brehil, 2010).

Controversias entre normativas internacionales y contexto político de los noventa

Tal como venimos exponiendo, durante la década de 1990 se sancionaron un conjunto de normativas que apuntaron al reconocimiento de los derechos humanos de las personas con padecimiento psíquico. Sin embargo, estas colisionaron con los contextos sociales, políticos y económicos que atravesaban los países latinoamericanos, y en particular la Argentina.

Declaración de Caracas

Con el objeto de dar cumplimiento a los derechos de las personas con sufrimiento psíquico, la OPS convocó en 1990 a distintas organizaciones, asociaciones de profesionales de la salud mental y juristas a la Conferencia Regional para la Reestructuración de la Atención Psiquiátrica en América Latina, celebrada en Caracas, Venezuela. En el marco de esta Conferencia se aprobó la mencionada Declaración de Caracas[3], que impulsó las medidas necesarias para la

---

[3] El texto de la Declaración contó con el apoyo técnico y financiero del Instituto de Investigaciones Mario Negri de Milán, del Centro Colaborador en Salud Mental de la Organización Mundial de la Salud (OMS) y el auspicio de

protección de los derechos de las personas con sufrimiento mental y enfatizó la necesidad de una asistencia basada en los principios de la atención primaria de la salud, así como la centralidad de los procesos de inserción comunitaria en desmedro de los modelos hospitalocéntricos (OPS, 1990; Levav, Restrepo y Guerra de Macedo, 1994).

Por primera vez, una declaración de un organismo internacional fue precisa en proponer para la región una revisión crítica del papel hegemónico del hospital psiquiátrico y considerarlo un obstaculizador en los procesos de atención comunitaria de las usuarias y los usuarios de los servicios de salud mental. Así, la Declaración de Caracas define el manicomio como el espacio que aísla a las personas de su medio, genera una mayor discapacidad social y crea condiciones desfavorables que ponen en peligro el cumplimiento de los derechos de los sujetos con sufrimiento psíquico; también enfatiza sobre la necesidad de capacitación del recurso humano en salud mental y propicia la internación en hospitales generales, a la vez que les establece la asignación de la mayor parte de los recursos financieros y humanos. Este documento fue central en nutrir los articulados de la normativa argentina, ya que expresa fundamentalmente la necesidad de promover modelos alternativos centrados en la comunidad y dentro de sus redes sociales que brinden cuidados y atención descentralizada, participativa, integral, continua y preventiva.

En 2005, quince años después de la Declaración de Caracas, un informe de Javier Vásquez, asesor de derechos humanos de la OPS, indicó que la mayoría de los países de la región todavía no contaban con legislaciones, planes

---

instituciones referentes del campo de la salud mental de todo el mundo. Participaron en la reunión de redacción representantes de las entidades patrocinantes, juristas y miembros de los parlamentos de Brasil, Chile, Ecuador, España, Argentina, México, Panamá, República Dominicana, Uruguay y Venezuela; y delegaciones técnicas de Brasil, Colombia, Costa Rica, Curazao, Chile, Ecuador, Estados Unidos de América, México, Nicaragua, Panamá, República Dominicana, Uruguay y Venezuela.

o políticas de salud mental que específicamente se refirieran a las personas con padecimiento psíquico. No obstante, Vásquez esbozó una serie de cambios que se promovieron a partir del impacto de esta Declaración: la difusión de los instrumentos de derechos humanos para hacer frente a los abusos en los servicios de salud mental; el establecimiento de políticas de salud mental dirigidas a la protección de los derechos humanos de usuarias, usuarios y familiares; una legislación de salud mental orientada a la protección de derechos humanos; la creación de mecanismos nacionales para garantizar los derechos humanos en el contexto de los servicios de salud pública; el fortalecimiento de las organizaciones de usuarias y usuarios para la protección de los derechos humanos y libertades fundamentales; y, por último, mecanismos innovadores para proteger la vida y la integridad física y mental de las personas admitidas en hospitales psiquiátricos (Vásquez, 2007).

Principios para la Protección de los Enfermos Mentales y el Mejoramiento de la Atención de la Salud Mental

Adoptados por la Asamblea General de la ONU en 1991, estos principios establecieron un conjunto de estándares de derechos humanos para la práctica en el campo de la salud mental.

Establecen modelos sobre el tratamiento de las personas usuarias de salud mental, y crean condiciones contra la internación arbitraria en las instituciones de ese campo. Suponen también la obligación de los Estados de aplicar dichos principios y de adoptar las medidas legislativas, judiciales, administrativas y educativas necesarias. Entre sus aportes centrales se destacan el derecho a vivir en comunidad, a no ser forzado a un examen médico, a la confidencialidad diagnóstica, al tratamiento en un espacio lo menos restrictivo posible, a la información sobre sus derechos, a contar con garantías procesales y acceso a la información (ONU, 1991).

A pesar de los importantes avances que implicaron dichos principios, recibieron algunas críticas. Un informe presentado por la OMS en 2005 planteaba que estos

> [...] ofrecen en algunos casos un grado menor de protección que el ofrecido por los tratados de derechos humanos existentes, por ejemplo, en relación a la exigencia del consentimiento informado previo al tratamiento. En este sentido algunas organizaciones de usuarias, usuarios y familiares, incluida la Red Mundial de Usuarios y Sobrevivientes de la Psiquiatría, han cuestionado la protección proporcionada particularmente en los principios 11 y 16 y su consecuencia con los estándares de derechos humanos existentes en el contexto del tratamiento y la detención involuntaria (OMS, 2005: 15).

Comisión Interamericana de Derechos Humanos

En el plano regional, fue un actor central en esos años dentro del sistema interamericano de protección de los derechos humanos y participó como copatrocinadora de la Conferencia de Caracas. Basada en un diagnóstico fundado en las violaciones de las libertades y de los derechos de las personas internadas en los hospitales psiquiátricos, en 2001 emitió una serie de recomendaciones sobre la promoción y protección de los derechos de las personas con discapacidad mental. Estas incluyeron el derecho a ser tratadas con humanidad y respeto, el derecho a una admisión voluntaria, la privacidad, la libertad de comunicación, a recibir tratamiento en la comunidad, a que se les proporcione un consentimiento informado para aceptar antes de recibir cualquier tratamiento y el derecho a recurrir a un tribunal independiente e imparcial que determine la legalidad de la detención en un hospital psiquiátrico. Señaló asimismo la pertinencia de utilizar estándares especiales para determinar si se cumplió con las normas convencionales en casos que involucren a personas recluidas en hospitales psiquiátricos, por ser considerados un grupo sustancialmente vulnerable.

La Comisión recomendó que se realice una activa divulgación de los estándares internacionales y normas convencionales que protegen los derechos de las personas con discapacidad mental e impulsó la implementación de legislación y planes nacionales para la organización de servicios comunitarios de salud mental cuyos objetivos fueran la plena integración de las personas con discapacidad mental en la sociedad, así como el involucramiento y la participación de los diferentes actores de este campo. Por último, también instó a apoyar la creación de organismos que supervisaran el cumplimiento con las normas de derechos humanos en todas las instituciones y servicios de atención en salud mental, e impulsó la coordinación de acciones entre las entidades gubernamentales encargadas de implementar políticas de salud mental para proteger los derechos de las personas con discapacidad mental.

Los avances neoliberales

Contrariamente a lo planteado en las normativas mencionadas, las profundas transformaciones económicas, políticas y culturales ocurridas en Latinoamérica en la década de 1990 estuvieron acompañadas por la retracción de la participación del Estado en la responsabilidad de las políticas sociales consensuadas. Esto dio lugar, entre otras consecuencias, a que las condiciones de salud y el acceso a la asistencia sanitaria sufrieran un progresivo deterioro. Las reformas sociales producidas en la región respondieron al paradigma neoliberal y conformaron parte de un proceso de alcance global, que estimulado por organismos financieros multinacionales y por el Consenso de Washington, planteaba una fuerte crítica al Estado benefactor y a su sistema de protección (Iriart, Merhy y Waitzkin, 1999). Esos organismos definieron cómo debía ajustarse la política social al modelo de liberalización económica. Así, sometida a los ajustes macroeconómicos, la receta liberal institucionalizó un conjunto de prescripciones orientadas a la privatización, descentralización y focalización de los programas sociales dirigidos a grupos vulnerables. La intervención social del Estado tendió al retiro de la provisión de bienes y servicios.

En Argentina, particularmente, a partir de la instauración de estas políticas neoliberales se profundizó un proceso de desarticulación y desintegración social (Bustelo, 1995; Iriart, 1997). La ortodoxia neoliberal y la implementación de reformas orientadas hacia el mercado desfavorecieron a numerosos grupos poblacionales que fueron quedando excluidos como efecto de la creciente pobreza y el desempleo, y generaron un retroceso en el desarrollo de la equidad que acentuó las desigualdades sociales y la fragmentación de la sociedad (Grassi, Hintze y Neufeld, 1994). La precarización de las situaciones de trabajo, junto con la inadecuación de las formas de los sistemas clásicos de protección del Estado social, llevó a cada vez más sujetos a estar en situación de desafiliación (Castel, 1986). La penetración del individualismo en todos los ámbitos de la vida social, desregulado de todo encuadre colectivo, y el desamparo con respecto a las instituciones que no satisfacían las demandas de reconocimiento e integración simbólica, llevó a que las familias debieran asumir individualmente los riesgos.

La economía capitalista de mercado profundizó la mercantilización de las más diversas relaciones sociales y moldeó un nuevo tipo de sociabilidad, que tendió a la destrucción de los lazos sociales, disgregándose así las formas tradicionales de convivencia. Ello impactó en la constitución de las subjetividades, produciendo constituciones yoicas cada vez más fracturadas y fragmentadas, sin referentes simbólicos de identidad (Lechner, 1997). Es decir que la reforma del Estado significó también una reforma de la sociedad con un alto impacto en las relaciones sociales y en la subjetividad (Oszlak, 1999).

Asimismo, la concepción de salud sufrió un cambio radical en la década de 1990: dejó de tener un carácter de derecho universal, de cuyo cumplimiento el Estado era responsable, para transformarse en un bien de mercado que los individuos debían adquirir según su capacidad de pago (Iriart, Leone y Testa, 1995; Iriart, 1997). Se observó una situación de empobrecimiento comunitario o de deterioro, supresión o inexistencia de bienes y servicios colectivos en un emplazamiento social determinado (Minujin y Kessler, 1995).

Los servicios de salud y salud mental se vieron desbordados por nuevas demandas de atención que surgieron a partir de una crisis profunda en la configuración de las actuales relaciones sociales (Galende, 1997a; Faraone, 2012a). Mientras comenzaba a evidenciarse el cambio en el perfil de las consultas y en nuevos modos de sufrimiento, las clásicas respuestas institucionales fueron tornándose inapropiadas. De esta manera, junto con el proceso de desintegración social y el consiguiente agravamiento de la desigualdad y de la inequidad, el deterioro de las condiciones sanitarias (Iriart, Faraone y Waitzkin, 2000) profundizó las diferencias y aumentaron las barreras de accesibilidad de poblaciones con mayor vulnerabilidad (Barcala, 2010). Las instituciones de salud, al no lograr alojar los nuevos modos de expresión de los sufrimientos, favorecieron un largo e infructuoso peregrinaje y recorrido institucional sin un lugar de anclaje que acogiera y alojara las demandas y los problemas emergentes.

Esta deriva institucional se acompañó de prácticas de estigmatización, exclusión e institucionalización psiquiátrica, cuya interrelación y particularidades específicas profundizaron los procesos de medicalización de numerosos grupos poblacionales (Faraone, 2008). Se los privó de esta manera de derechos fundamentales, lo que generó obstáculos significativos al ejercicio de la ciudadanía (Barcala, 2015a). A pesar de este escenario, se movilizaron diversos colectivos sociales en pos de los derechos de las personas con sufrimiento psíquico. Vale mencionar algunos eventos, como el Encuentro Nacional de Lucha Antimanicomial, realizado en Buenos Aires en 1993; la Primera Conferencia Nacional de Salud Mental, en Viedma en 1994; las ediciones anuales del Congreso de Salud Mental y Derechos Humanos de Madres de Plaza de Mayo, realizados desde 2000 en Buenos Aires. Estos, entre otros, constituyeron espacios contrahegemónicos puestos al servicio de impulsar prácticas y políticas progresistas y emancipadoras, espacios que, tal como expresan las Madres de Plaza de Mayo, convocaron a intercambios críticos entre quehaceres concretos y utopías activas.

El ingreso al siglo XXI. Los derechos humanos como estrategia política

A partir de la primera década del 2000, la crisis del neoliberalismo constituyó un punto de inflexión que dio lugar a la emergencia de nuevas experiencias gubernamentales progresistas en países como Argentina, Bolivia, Brasil, Chile, Ecuador, El Salvador, Guatemala, Nicaragua, Paraguay, Uruguay y Venezuela. Hacia el año 2008, la mayoría de los países latinoamericanos eran gobernados por presidentes de centro-izquierda o izquierda. Todos ellos, buscando recuperar las capacidades estatales, generaron importantes cambios en las estructuras económicas. La centralidad del Estado en la determinación de la agenda pública, la redistribución de la riqueza y la inclusión social fueron factores claves en la disputa política abierta durante estos gobiernos (Stoessel, 2014). La protección de la soberanía nacional, los recursos y las empresas nacionales, así como la búsqueda de una construcción de bloques regionales en los cuales insertarse comercial y políticamente, fueron las nuevas estrategias geopolíticas que activaron estos gobiernos, organizando estructuras regionales tales como la Unión de Naciones Suramericanas y la Comunidad de Estados Latinoamericanos y Caribeños.

La capacidad de rectoría del Estado

En consonancia con otros países de América Latina, en la Argentina, con la asunción de la presidencia de Néstor Kirchner en 2003, se produjo un realineamiento político internacional regional, se canceló la deuda con el Fondo Monetario Internacional y se implementaron políticas dirigidas a fortalecer el mercado interno a través del incremento de la masa salarial. La devaluación de la moneda favoreció la competitividad de las exportaciones tradicionales y se estimularon otras con mayor valor agregado. También se revirtieron algunas de las políticas sociales propias de los modelos neoliberales y se implementaron otras de corte universalista (Stolkiner y Castro, 2017).

En el campo de la salud se declaró la emergencia sanitaria y se tomaron ciertas medidas tendientes a recuperar la capacidad de rectoría del Estado nacional en un sistema que había sido fragmentado y segmentado de manera notable. Entre ellas, la provisión de un paquete de medicamentos esenciales en los centros del primer nivel de atención –Plan Remediar–, la provisión de leche, vacunas y anticonceptivos –Programa Materno Infantil, Programa de Inmunizaciones y Programa Nacional de Salud Sexual y Procreación Responsable–, así como la acreditación y capacitación del recurso humano –Programa Nacional de Garantía de Calidad y Programa Nacional de Médicos Comunitarios– (Wilner y Stolkiner, 2007). En 2004 se puso en vigencia el Plan Federal de Salud (MSN, 2004).

En el marco de la implementación de programas de protección social en América Latina, mediante el Decreto 1602/2009 del Poder Ejecutivo de la Nación, entró en vigor la Asignación Universal por Hijo, que significó un enorme cambio de paradigma en términos de políticas sociales, ya que fue concebida con la intención de universalizar los beneficios que hasta el momento recibían solamente los trabajadores formales en concepto de asignaciones familiares. Este seguro otorgó a las personas desocupadas, que trabajan empleados "en negro" o que ganan menos del salario mínimo, vital y móvil, un beneficio por cada hijo o hija menor de 18 años o con discapacidad, es decir que extendió las asignaciones familiares y la protección social a un sector excluido. En el año 2011, esta se complementó con la Asignación por Embarazo a futuras madres a partir de las doce o más semanas de gestación.

Los derechos humanos como programa de gobierno

En la mencionada gestión presidencial, y de manera contemporánea a la deslegitimación discursiva del neoliberalismo, el retorno al discurso de los derechos humanos en el campo de la salud tendió a reemplazar los enfoques tecnocráticos centrados en costo-efectividad del período anterior y tuvo correlatos prácticos e incluidos en la enunciación de políticas. Alicia Stolkiner analiza la paradoja que entraña el constructo "derechos humanos", en su origen y en su potencialidad, en tanto puede situarse del lado de las políticas transformadoras, antagónicas al proceso de objetivación inherente al capitalismo, como también al de las formas de dominación tendientes a legitimar el poder. Retoma la propuesta de Boaventura de Sousa Santos (1998) de la posibilidad de un discurso emancipatorio de los derechos humanos, a partir de una construcción multicultural (Stolkiner, 2010). Así, es posible afirmar que movimientos locales e internacionales de resistencia a las dictaduras del Cono Sur generaron una nueva configuración de la praxis de los derechos humanos no solo en la región, sino a nivel mundial (Rafin, 2006).

El gobierno de Néstor Kirchner y los posteriores de Cristina Fernández de Kirchner (2007-2015) fundaron en relación a los derechos humanos una política de Estado. En

2003, por impulso del ejecutivo, se declaró la nulidad de las leyes de Obediencia Debida y Punto Final, y de este modo la anulación de los indultos y la habilitación de los juicios a los responsables de los crímenes de lesa humanidad de la dictadura cívico militar. Siguiendo con el fortalecimiento de la política de derechos humanos, una profusa agenda parlamentaria impulsó la sanción de leyes sustanciales. Entre ellas, en 2005, la Ley de Protección Integral del Niño, Niña y Adolescente; en 2006, la Ley de Educación Sexual, que establece que todos los estudiantes tienen derechos a recibir educación sexual integral en los establecimientos educativos públicos y privados de todo el país; en 2009, la Ley de Trata de Personas y Asistencia a sus Víctimas, que tipifica a la trata de personas como delito federal. También, la nueva Ley de Medios, la Ley de Matrimonio Igualitario, que habilitó el matrimonio entre personas del mismo sexo, y la Ley de Banco de Datos Genéticos, impulsada por las Abuelas de Plaza de Mayo, que garantizó la obtención, almacenamiento y análisis de la información genética que sea necesaria como prueba para el esclarecimiento de delitos de lesa humanidad.

En este contexto, y traccionada por el importante encuadre de derechos humanos que aquí fuimos señalando, en diciembre de 2010 se sancionó y promulgó la Ley Nacional de Salud Mental 26.657. Luego de esto continuaron las legislaciones en materia de ampliación de derechos e igualdad social. En 2012 se sancionó la norma de identidad de género y también se aprobó el texto que estableció el femicidio como figura legal y agravó las penas por homicidios cometidos por "odio de género o a la orientación sexual". En 2014, tras más de tres años de trabajo, se sancionó el nuevo Código Civil y Comercial, que consolida significativas transformaciones en el campo de la salud mental.

De esta manera, así como el neoliberalismo, tal como lo señalamos, no fue solo un paradigma económico, sino un modelo orientado a reconfigurar el ordenamiento social y las subjetividades, en este período se modeló una forma particular de construcción vinculada al reconocimiento del otro y a una nueva conformación social con mayor grado de igualdad.

Principios de Brasilia

A comienzos del siglo XXI también se sucedieron hechos significativos relacionados con los derechos humanos en el contexto latinoamericano. En 2005, los Estados miembros de la OPS adoptaron la Declaración de Montevideo, que contuvo nuevas orientaciones tales como la creación de sistemas sanitarios basados en la inclusión social, la equidad, la promoción de la salud y la calidad de la atención. Ese mismo año, y retomando ese encuentro, se enunciaron los Principios Rectores para el Desarrollo de la Atención en Salud Mental en las Américas, conocidos como "Principios de Brasilia". Estos reiteran los principios rectores señalados en la Declaración de Caracas y remarcan el papel central que corresponde a la protección de los derechos humanos y las libertades fundamentales de las personas afectadas por padecimientos mentales, así como la necesidad de establecer redes de servicios comunitarios integrales e interdisciplinarios que reemplacen a los hospitales psiquiátricos, incluyendo, cuando sea necesario, la admisión en hospitales generales. El documento enfatiza la necesidad del establecimiento de vínculos sólidos con los servicios de atención primaria de salud y la participación de personas usuarias y familiares en la planificación y desarrollo de los programas y servicios de salud mental. Entre los desafíos emergentes que deberían afrontar estos servicios menciona especialmente la problemática de las poblaciones indígenas, los problemas psicosociales de la niñez y adolescencia, la prevención y abordaje precoz de la conducta suicida, el abuso de alcohol y el aumento creciente de las diferentes modalidades de violencia.

Consenso de Panamá

En octubre de 2010, meses antes de la sanción de la LNSM, y ya creada la Dirección Nacional de Salud Mental y Adicciones (DNSMyA) en la Argentina, se celebró una nueva Conferencia Regional de Salud Mental coordinada por la OPS, que tuvo como lema "La década del salto hacia la comunidad: por un continente sin manicomios en el 2020" y dio lugar al documento conocido como "Consenso de Panamá". En el encuentro participaron trabajadores de salud mental de la región de las Américas procedentes del sector público, autoridades nacionales de salud, representantes de organizaciones defensoras de los derechos humanos, organizaciones no gubernamentales, instituciones académicas y centros colaboradores de la OPS, así como usuarias y usuarios de los servicios de salud mental y familiares. Se partió de un diagnóstico que evidenciaba que las acciones de superación de la hegemonía del hospital psiquiátrico en el modelo de atención eran aún insuficientes, y que las profundas brechas de atención generaban un alto número de personas afectadas con dificultades de acceso a un diagnóstico y tratamiento adecuados.

En línea de continuidad con la Declaración de Caracas y los Principios de Brasilia, entre sus puntos sobresalientes, el Consenso destacó la necesidad de asegurar la erradicación del sistema manicomial a través del fortalecimiento del modelo de atención comunitaria en todos los países de la región. Asimismo, proporcionó centralidad a la protección de los derechos humanos de las personas usuarias de los servicios de salud mental, en particular, su derecho a vivir de forma independiente y a ser incluidos en la comunidad. Este documento expresa fundamentalmente la necesidad de una implementación efectiva de políticas y planes nacionales en la materia, y el ajuste de las legislaciones de los países con el fin de asegurar el respeto de los derechos humanos. Por último, recomienda incrementar la asignación de recursos a los programas y servicios de salud mental, incluyendo en estos el uso problemático de sustancias, a fin de lograr una equitativa y apropiada distribución, entendiendo que la inversión en salud mental significa una contribución a la salud y al bienestar en general, así como al desarrollo social y económico de los países.

Fallos vinculados a la protección de derechos en salud mental

En el año 2006, la Corte Interamericana de Derechos Humanos, encargada de la protección y promoción de los derechos humanos en la región, emitió el fallo "Ximenes Lopez vs. Brasil" en el cual estableció los estándares de protección en materia de salud mental (CIDH, 2006: párr. 130). Este *leading case* ha sido un precedente para la redacción del contenido de la LNSM, dado que entre sus fundamentos confirma la idea de que ninguna discapacidad, incluida la que sufren las personas con deficiencias psicosociales e intelectuales, debe ser motivo para negar, a priori, su capacidad jurídica.

En la doctrina nacional sentada por la CSJN en materia de salud mental, sus fallos "R., M. J." (CSJN, 2008), "Tufano, R. A." (CSJN, 2005), y "Arriola y otros" (CSJN, 2009) mostraron un profundo avance en el campo de los derechos humanos en esa área. Interpelaron a los poderes legislativos y ejecutivos para avanzar en el rediseño de las normas y políticas públicas de salud mental de acuerdo a los estándares internacionales de derechos humanos e introdujeron cuatro conceptos clave que fueron reconocidos luego por la LNSM: la debilidad jurídico estructural del colectivo de personas con padecimiento mental; las personas institucionalizadas como sujetos titulares de derechos fundamentales; la internación como factor de riesgo y vulnerabilidad; y la protección especial y estricta vigilancia del Estado para asegurar un tratamiento digno, humano y profesional (Laufer Cabrera, 2016).

Es relevante reconocer en esta línea de análisis un encuentro realizado en 2009 bajo el lema "Salud mental y derechos humanos: vigencia de los estándares internacionales"[4] que, según Ricardo Lorenzetti, expresidente de la CSJN, significó la posibilidad de debatir hechos de implementación más amplios en materia de derechos humanos, que involucraban políticas de Estado (Lorenzetti, 2009).

Segundo trazo cartográfico

A partir de lo anteriormente señalado, los derechos desplegados en la LNSM deben ser leídos como la aplicación concreta de los instrumentos generales de derechos humanos a una población en especial situación de vulnerabilidad, en este caso personas usuarias de servicios de salud mental (Barcala y Laufer Cabrera, 2015). La LNSM incorpora innovaciones técnicas que la enmarcan en los estándares internacionales de salud mental y derechos humanos que el Estado argentino está obligado a cumplir, debido a los compromisos asumidos al suscribir tratados y otros instrumentos de derecho internacional, como se ha desarrollado a lo largo de este capítulo. Al reunir en el art. 2 de la LNSM las normativas aquí mencionadas y considerarlas instrumentos de orientación para la planificación de políticas públicas, se propone desnaturalizar la justificación de la internación psiquiátrica prolongada y forzosa como único recurso posible frente al padecimiento psíquico, e instaura un nuevo modo de afrontar en nuestra sociedad este problema.

También, al reconocer como sujetos de derechos a las usuarias y los usuarios, la LNSM rompe con la lógica tutelar basada en un modelo biomédico sustentado en un paradigma

---

4 Encuentro organizado por la Asociación de Magistrados y Funcionarios de la Justicia Nacional, la Asociación de Abogados de la Ciudad de Buenos Aires, la OPS y la OMS, con el auspicio de la Comisión Interamericana de Derechos Humanos, el Centro Colaborador de la OPS y la OMS en Derechos Humanos y Legislación, y la Escuela de Derecho de la Universidad de Washington.

positivista, que entiende a la enfermedad en el nivel individual que se centra en procedimientos curativos y opera como una mercancía, ligada a la práctica privada y al complejo médico industrial (Iriart, 2008; Bianchi y Faraone, 2018). De esta manera, la lógica del llamado "modelo biomédico", tan alejada del interés colectivo, imposibilita avanzar en el derecho a la salud. Solamente el nuevo paradigma sobre la salud y el derecho permite construir una visión renovada y eficaz.

Durante el desarrollo del proyecto de la LNSM se suscitaron profundas discusiones entre diversos actores de diferentes posiciones políticas, ideológicas y económicas, que narraremos en el capítulo siguiente. Sin embargo, adelantamos aquí que esta norma modifica la relación de poder vigente entre las teorías y los dispositivos clínicos positivistas y los que promueven prácticas comunitarias de promoción de la salud. Estas diferentes posiciones responden a dos éticas contrapuestas: por un lado, la que visibiliza el contraste entre los efectos de medicalización de la pobreza que produce el hospital psiquiátrico, basada en el ejercicio del poder; y por otro, la integración comunitaria, que quita valoración psicopatológica a la desventaja social y a los sufrimientos. Esta última postura da lugar central a la palabra como medio terapéutico, al cuidado y al restablecimiento del lazo social a través de estrategias de intervención de base comunitaria, a la participación de la usuaria, el usuario y su familia en el proceso de la cura o rehabilitación, y al consentimiento para su tratamiento o las decisiones de internación (Galende, 1997b).

La LNSM recoge esta ética y exhorta a los organismos estatales a que asuman la responsabilidad de la ejecución de políticas públicas referidas al campo de la salud mental. No solo se dedica al "derecho a la salud mental", sino que recepta y esclarece el ejercicio de otros derechos humanos fundamentales de las personas que, dado su carácter de indivisibles e interdependientes, también se ponen en juego en la relación del sujeto con el sistema de salud mental. Así, reconoce y regula también el ejercicio del derecho a la salud en general, a la dignidad y a la autonomía, a la capacidad jurídica, a la libertad, a la integridad personal, a la igualdad y no discriminación, al acceso a la información, a la intimidad, a la identidad y a la integración comunitaria. En este sentido, la sanción de la LNSM impulsa un pasaje hacia un nuevo paradigma ético que promueve una comprensión del proceso histórico dialéctico de la determinación social de la salud, y obliga a repensar sus dispositivos y sus prácticas (Barcala y Laufer Cabrera, 2015). En tanto articula una dimensión ética con una jurídico-legal, se contrapone al proceso de objetivación en las prácticas de salud hegemónicas –mercantilización-medicalización– (Faraone *et al.*, 2009). De esta manera, el enfoque de derechos apunta a efectivizar este nuevo paradigma que tiene una valiosa potencia subjetivante.

Cuatro años después de la sanción de la LNSM entró en vigencia el Código Civil y Comercial de la Nación (Ley 26.994/2014), que implicó un gran avance en la actualización y modernización de la legislación nacional. Si bien con cierta distancia aún respecto de lo planteado por la Convención sobre los Derechos de las Personas con Discapacidad en materia de capacidad jurídica universal, el nuevo texto implica un avance en la clásica regulación legal del tema, y una conquista en el reconocimiento de la capacidad jurídica de las personas con discapacidad, lo que transforma un paradigma vigente por casi ciento cincuenta años. Con su sanción se avanza en el camino iniciado por la LNSM en los aspectos relacionados con la inclusión del sistema de apoyos, la reafirmación de la interdisciplina y la internación involuntaria, en consonancia con estándares vigentes del derecho internacional de los derechos humanos (Amendolaro, Laufer Cabrera y Spinelli, 2015).

A partir de 2015, nuevamente se produjeron giros políticos y económicos dramáticos y en Argentina comenzó un retroceso en lo relacionado a las áreas económica, social y de derechos humanos que impactó negativamente en la implementación de políticas públicas que dieran cumplimiento a lo establecido en la LNSM, pero esto lo retomaremos para su análisis en la segunda parte de este libro.

La micropolítica de los debates en torno al proyecto de Ley Nacional de Salud Mental

Tal como venimos narrando, la LNSM, sancionada en noviembre y promulgada en diciembre de 2010, apunta a efectivizar y consolidar un cambio de los principios vigentes en el campo de la salud mental en la Argentina, adecuándolo a los estándares internacionales de derechos humanos, y constituye un instrumento de orientación para la planificación e implementación de políticas públicas. En este contexto, consideramos que su emergencia resultó "un acontecimiento" (Faraone, 2012b) en tanto punto de inflexión en los procesos de reforma en el campo de la salud mental en Argentina (Faraone, 2005; Amarante, 2009; Galli, 2011; Barcala y Luciani Conde, 2015). Cobraron fuerza discursos que permitieron entrever formas, representaciones y prácticas no visibilizadas hasta el momento en su conjunto (Castro, 2004) y colocó en la arena pública las relaciones de fuerzas en un momento histórico determinado.

Enmarcamos este *acontecimiento* en el sentido práctico, político, institucional y moral que implica una novedad histórica (Foucault, 2008; Bianchi, 2012); es decir, una trasformación de las relaciones de fuerza y la emergencia de un nuevo tipo de correlación. El acontecimiento es considerado en lo que este tiene de único y agudo, rescatando el interjuego de fuerzas históricas que se rigen por el azar de la lucha (Foucault, 2004). Como amplía Susana Murillo, se manifiesta en la esfera de lo decible y de lo visible, "tanto en las palabras como en los cuerpos y en los usos del espacio" (Murillo, 2008: 12).

Por su parte, Alain Badiou aporta que el acontecimiento consolida un punto de inflexión al forjar nuevos horizontes posibles dentro del imposible del discurso único. En este sentido, la LNSM emerge como algo irruptivo y como proceso disruptivo que funda rajaduras en este campo y en el tejido de la realidad convencional instituida (Badiou, 2003), habilitando a la vez efectos novedosos.

Analizar el proceso que posibilitó la sanción de la LNSM reviste importancia, ya que en sus comienzos los debates parlamentarios instalaron frondosos intercambios que representaron diversos intereses corporativos, ideológicos y teóricos (Kraut y Diana, 2011). Estas diferencias estuvieron presentes en las instancias productoras de la legitimación (Faraone, 2012b), y diez años después de su sanción continúan vigentes y revisten gran importancia para su implementación.

Los debates en ambas cámaras legislativas mostraron nítidamente que cualquier cambio efectivo en las políticas y las prácticas en el campo de la salud mental debe incidir en la micropolítica. Celia Iriart y Emerson Mehry definen la *micropolítica* como la dinámica situacional que se da en un espacio concreto y que contiene instancias políticas, económicas, ideológicas y de relaciones de poder, y que constituyen redes vivas (Iriart 2018; Merhy, 2006; Franco y Merhy, 2013); es decir que con ella se instituye la producción del modelo tecno-asistencial (Iriart y Merhy, 2017).

Desde el momento de la presentación del primer proyecto de Ley Nacional de Salud Mental en la Honorable Cámara de Diputados de la Nación (HCDN), en 2006, se generaron foros, encuentros y debates públicos de los cuales participaron académicos, organismos internacionales, autoridades políticas, asociaciones de profesionales, usuarias y usuarios de servicios de salud mental y familiares, que plantearon diversas teorías en torno a la problemática de la salud-enfermedad-atención/cuidado, y a los procesos de reforma en la Argentina (Rosendo, 2011).

Las exposiciones mencionadas dejaron al descubierto, por un lado, la necesidad de que hubiera una normativa específica en salud mental, pero, por otro, manifestaron tensiones en relación a sus contenidos.

Proyecto 2007

Luego de asumir Leonardo Gorbacz como diputado nacional, en 2006, una de las primeras acciones que emprendió fue el desarrollo de un proyecto de Ley sobre Salud Mental y Derechos Humanos. En una primera instancia convocó a Silvia Faraone, investigadora del Instituto de Investigaciones Gino Germani de la Facultad de Ciencias Sociales de la UBA, para investigar, analizar y redactar juntos un anteproyecto; luego, para completar un equipo técnico asesor en la temática, sumó a la médica Virginia López Casariego y a la licenciada en psicología Matilde Ruderman.

Recordemos que en ese momento la Argentina contaba con un conjunto de normativas provinciales que fueron insumos importantes en la elaboración del proyecto, ya que en sus articulados incorporaban modelos orientados a prácticas comunitarias. En este sentido, la Ley 2440/1991, de la provincia de Río Negro, constituyó una referencia central ya que promovió y consolidó la reforma más radical que vivió el país en este campo, con la transformación del modelo de atención que conllevó al cierre del hospital monovalente, la internación en hospitales generales, el abordaje comunitario y las cooperativas sociales (Cohen y Natella, 2013). Las otras leyes provinciales fueron la Ley 6302/1984, de Salta; la Ley 10.772/1991, de Santa Fe; la Ley 8806/1994, de Entre Ríos; la Ley 448/2000 de la CABA; la Ley 6976/2002, de San Juan, y la Ley 10.536/2006, de San Luis. También fueron aportes la Ley 180/1978, conocida como Ley Basaglia, de Italia, y la Ley 10.216/2001, de Brasil.

El primer texto fue presentado a la HCDC en 2007 por el diputado Leonardo Gorbacz, y contó como firmantes con los diputados Emilio García Méndez y Fabiana Ríos (Afirmación para una República Igualitaria [ARI], Exp. 0276-D-2007). El año anterior se había presentado otro proyecto, a cargo de las diputadas Marta De Brasi y Lucrecia Monti (Audeterminación y Libertad y Partido Justicialista, respectivamente, Exp. 1376-D-2006). En ese lapso se trabajó en la Comisión de Salud y Acción Social de la HCDN con el objetivo de unificarlos y elaborar un dictamen en conjunto.

Si bien ambos textos contaban con una línea legislativa garantista de los derechos humanos de las personas con sufrimiento mental, el proyecto de De Brasi y Monti tenía un perfil más reglamentarista. Los principales acuerdos entre ambos proyectos estaban reflejados en la necesidad de realizar internaciones breves, conformar equipos interdisciplinarios, definir la responsabilidad del equipo en las internaciones y externaciones, y jerarquizar el organismo nacional de salud mental, dado que desde la década de 1990 constituía solo una Unidad Ejecutora Central dependiente del Ministerio de Salud. Sin embargo, debemos marcar que el proyecto de Gorbacz avanzaba en el punto de la prohibición de creación de nuevos manicomios, neuropsiquiátricos o cualquier otro equivalente público o privado, y la adaptación de los ya existentes a los principios de la norma hasta su sustitución definitiva. Además, instaba a la progresiva internación en hospitales generales.

Durante la vigencia parlamentaria de ambos proyectos[1] se realizaron tres encuentros de debate en la HCDN, con el objetivo de consolidar legitimidad y viabilidad legislativa a una ley de salud mental.

1 La Ley 13.640/1949 establece, en su artículo primero, que: "todo proyecto de ley sometido a la consideración del Congreso que no tenga sanción en una de sus Cámaras durante el año parlamentario en que tuvo entrada en el cuerpo o en el siguiente, se tendrá por caducado".

Encuentro del 20 de marzo de 2007

Este primer encuentro, convocado por el diputado Leonardo Gorbacz y desarrollado en el HCDN, contó como disertantes con actores que en ese momento ocupaban cargos relacionados a la temática: Javier Vásquez (asesor en derechos humanos de la Oficina Regional de la OPS en Washington), Hugo Cohen (asesor subregional en salud mental para América del Sur de la OPS) y Antonio Di Nanno (coordinador de la Unidad Ejecutora de Salud Mental y Comportamiento Saludable del Ministerio de Salud de la Nación). El tema central de exposición era "derechos humanos, libertades fundamentales y salud mental", y el debate se centró en los temas de voluntariedad y detención arbitraria de personas, y la violación de los estándares internacionales de derechos humanos. Otro punto destacado en las exposiciones fue la importancia de contar con un órgano de revisión, así como el derecho de apelar sus decisiones ante un tribunal superior. Vásquez planteó la necesidad de "negociación entre los tres poderes del Estado –legislativo, ejecutivo y judicial–, ya que la creación del órgano de revisión implicaba el cambio de procedimientos de admisión y de revisión en las instituciones psiquiátricas" (HCDN, 2007a). Este representante de la OPS promovió un apoyo fundamental al tratamiento de ambos proyectos. En sus palabras:

> Creo que las dos iniciativas que se están analizando en este Congreso son fundamentales porque pueden ser instrumentos jurídicos que reestructuren los sistemas de salud mental de conformidad con los compromisos internacionales y regionales que tiene la Nación Argentina en el tema de los derechos humanos (HCDN, 2007).

Encuentro del 12 de abril de 2007

Se realizó en el marco de las jornadas "Hacia una ley de salud mental", organizadas por las diputadas De Brasi y Monti con el objetivo de presentar públicamente su proyecto. Si bien, tal como se expresó, este no tenía grandes diferencias con el de los diputados Gorbacz, García Méndez y Ríos, no se logró una presentación conjunta, lo que hizo que Juan Sylvestre Begnis, en ese momento presidente de la Comisión de Salud y Acción Social de la HCDN, instara, en el discurso inaugural, al trabajo en conjunto y de unificación. Las jornadas fueron coordinadas por Armando Bauleo, y contaron con un espectro amplio de participantes, cuyas multiplicidades de voces fueron escuchadas en ese contexto. Entre los invitados se contó con representantes que en ese momento ocupaban funciones en distintas áreas institucionales[2]. Las disertaciones concluyeron en la necesidad imperiosa de legitimar una Ley Nacional de Salud Mental.

Encuentro del 9 de diciembre de 2008

También organizado por el diputado Leonardo Gorbacz, en su transcurso Sylvestre puntualizó: "Consideramos el proyecto de ley prioritario para el área de la salud en la República Argentina y además específicamente en el área de los derechos humanos" (HCDN, 2008).

Las instituciones representadas en este encuentro fueron el CELS, la Asociación Psicoanalítica Argentina, el Consejo General de Salud Mental –órgano consultivo creado a partir de la Ley de Salud Mental 448 de la CABA–, la OPS y la Dirección Nacional de Asistencia Directa a Personas y Grupos Vulnerables de la Secretaría de Derechos Humanos de la Nación. Todas las intervenciones apuntaron al apoyo del proyecto de ley, si bien con algunas diferencias.

---

2 Entre ellos: de organismos internacionales, como Alejandro Morlachetti (OPS); académicos, como Juan Carlos Stagnaro (Facultad de Medicina, UBA), Sara Slapak (Facultad de Psicología, UBA) y Enrique Stein (Universidad Nacional del Comahue); autoridades políticas, como Antonio Di Nano, ya mencionado, Ricardo Soriano (exdirector de Salud Mental del Gobierno de la CABA) y César Bendersky (director de Salud Mental del Gobierno de la CABA); directores de hospitales monovalentes, como Miguel Ángel Materazzi (Hospital Borda), Jorge Rosetto (Colonia Montes de Oca), Jorge Pellegrini (Hospital de Salud Mental de San Luis) y Alberto Godino (Hospital Italiano). En el cierre del encuentro expusieron Eugenio Zaffaroni (ministro de la CSJN), Eduardo Luis Duhalde (secretario de Derechos Humanos de la Nación) y Hebe de Bonafini (presidenta de la Asociación de Madres de Plaza de Mayo).

El representante de la Asociación Psicoanalítica Argentina manifestó que "[El proyecto de ley] nos parece un instrumento indispensable en estos momentos [...]. La APA [Asociación Psicoanalítica Argentina] adhiere a buena parte del articulado de este proyecto, a su espíritu en general y al texto que lo compone, pero también tenemos diferencias en algunos puntos" (HCDN, 2008).

El enviado del CELS adhirió en términos generales a la ley y expresó la necesidad de "avanzar en la reforma de los códigos civil y procesal penal y en la ley de Ministerio Público para poder adecuar la legislación local a la ratificación de la convención [Convención de los Derechos de las Personas con Discapacidad]" (HCDN, 2008).

El representante del Consejo General de Salud Mental planteó la relevancia de la interdisciplinaridad, concepto que más tarde fue central durante las discusiones en la Honorable Cámara de Senadores de la Nación (HCSN). A estos fines expresó: "Cabe señalar que debe prevalecer una convivencia democrática, porque si hay algo que tenemos que establecer en una ley de salud mental es la democratización del poder" (HCDN, 2008). Este tema fue retomado por la Secretaría de Derechos Humanos en el análisis del concepto de diagnóstico integral y la revisión de incapacidad.

Proyecto 2009

En el año 2009 ambos proyectos perdieron estado parlamentario en la HCDN y el 2 de marzo de ese año el diputado Leonardo Gorbacz presentó un nuevo proyecto. Este texto contaba con modificaciones en algunos artículos con respecto al anterior, producto de los encuentros desarrollados y las consultas realizadas a trabajadoras y trabajadores de los servicios de salud, a académicos e investigadores, a asociaciones gremiales y a organismos de derechos humanos, entre otros. Esta nueva iniciativa contó con la firma de un número importante de legisladores, representantes de diferentes bloques políticos, resultado del trabajo en la comisión de salud y acción social realizado durante el período anterior[3].

En términos generales, el proyecto avanzó, en relación al anterior, sobre los siguientes ejes: incorporó en las internaciones el término de "recurso terapéutico de carácter restrictivo"; estableció que "las personas internadas bajo su consentimiento podrán en cualquier momento decidir por sí misma el abandono de la internación"; incorporó el art. 19, en relación al consentimiento informado; acortó el plazo de información al juez y al órgano de revisión para los casos de internaciones involuntarias a diez horas; amplió y especificó las obligaciones de la autoridad de aplicación; estableció el presupuesto en al menos el diez por ciento del otorgado a salud; incluyó recomendaciones dirigidas a los ámbitos académicos para la formación de profesionales en las disciplinas involucradas; promovió la adecuada cobertura de salud mental de las obras sociales; propuso el desarrollo de estándares de habilitación y supervisión de servicios de salud mental públicos y privados; estableció la realización de un censo nacional en todos los centros de internación y el desarrollo de planes específicos de inserción socio-laboral.

En las disposiciones complementarias se dejaron sin efecto las modificaciones propuestas en el primer proyecto en relación al Código Civil, pero incorporó el art. 152 ter. (art. 42); además, si bien no derogó el art. 482, lo sustituyó por un nuevo texto (art. 43). Estas modificaciones fueron luego incorporadas a los códigos de fondo en la reforma realizada en 2015. El nuevo

3 Los firmantes fueron: Juan Sylvestre Begnis, Adela Segarra, Cecilia Merchan, Luis Cigogna (Frente para la Victoria), Mónica Fein (Frente Progresista), Vilma Ibarra (Nuevo Encuentro), Roy Cortina (Partido Socialista), Mónica Torfe (Partido Renovador de Salta) y María Luisa Storani (Unión Cívica Radical).

proyecto además estableció la categoría de orden público, lo cual implicaba la garantía de su cumplimiento a nivel nacional.

Encuentro del 25 de agosto de 2009

Del mismo modo que durante la vigencia de los dos proyectos anteriormente señalados, luego de la segunda presentación por el diputado Gorbacz y otros se realizó un nuevo encuentro. En él expuso Benedetto Saraceno, psiquiatra italiano que en ese momento era director del Departamento de Salud Mental y Substancias Abusivas de la OMS e integrante del Comité Internacional de Apoyo a la Ley Nacional de Salud Mental[4].

Saraceno enfatizó sobre la importancia del tratamiento de una ley de salud mental y puntualizó el concepto de *ciudadanía* como central para las personas con sufrimiento psíquico. Sin embargo, en este encuentro se observó, por primera vez, una importante tensión entre actores que se encontraban en el público de invitados. Así, un representante del Consejo General de Salud Mental planteó los obstáculos para la sanción de la norma y los vinculó a diversos factores corporativos, tanto profesionales como gremiales y de la industria farmacéutica. Desde otra perspectiva, un representante de la Asociación Psicoanalítica Argentina expresó preocupación acerca de que esta ley se constituiría en punto de partida para una transformación y no como producto de la misma. Otro psiquiatra, jefe de un hospital monovalente de la CABA, problematizó la atención en hospitales generales y planteó como dificultad la desmanicomia-

---

[4] Este comité contó, además, con la participación de un importante grupo de expertos, como José Miguel Caldas de Almeida, Giovanna del Giudice, John Jenkins, Itzhak Levav, Diana Mauri, Franco Rotelli y Roberto Tykanori.

lización y la desinstitucionalización. Estos debates se exacerbaron al ingresar el proyecto a la HCSN y continúan vigentes a diez años de la sanción de la LNSM.

El pase a la Cámara de Senadores

En Diputados, el proyecto se aprobó por unanimidad el 14 de octubre de 2009 y el 18 de octubre se remitió a la HCSN. En este ámbito se dio un proceso distinto al desarrollado en la HCDN. Los debates pusieron en juego de manera contundente una diversidad de posicionamientos, conflictos de intereses entre actores, organizaciones e instituciones en el seno del campo de la salud mental.

En el Senado, además del proyecto que venía aprobado por la HCDN, se presentaron ese año otras cinco iniciativas, que en general respondían a intereses propios de actores o grupos en pugna[5]. Si bien en líneas generales estos proyectos abogaban por algún dispositivo transformador de la atención en el campo de la salud mental, cada uno tenía particularidades que marcaban direccionalidades en los procesos de reforma. Además,

---

5 Fueron impulsados por los senadores María Perceval y María José Bongiorno (bloque Encuentro de los Rionegrinos, de la Alianza Frente para la Victoria, presentado el 6 de abril de 2009, Exp. S-0859/09); María Rosa Díaz y José Martínez (bloque Por Tierra del Fuego, de Afirmación por una República Igualitaria, presentado el 26 de mayo de 2009 y luego retirado, Exp. S-1523/09); Alberto Rodríguez Saa y Liliana Negre de Alonso (bloque Justicialista San Luis, de la Alianza Frente Justicialista, presentado el 8 de setiembre de 2009, Exp. S-2516/09); Samuel Cabanchik y Graciela Di Perna (bloques Proyecto Buenos Aires Federal y Trabajo y Dignidad, de la Coalición Cívica Buenos Aires y el Frente por la Integración Chubut, presentado el 5 de mayo de 2010, Exp. S-1190/10); José Manuel Cano y Emilio Rached (bloque Unión Cívica Radical, del Frente Cívico y Social Tucumán y el Frente Cívico por Santiago del Estero, presentado el 7 de mayo de 2010, Exp. S-1273/10).

vale la pena remarcar que el número de proyectos y su dispersión operaban como obstáculos para el tratamiento del proyecto enviado por la HCDN.

Durante este período, y a solicitud de los senadores de la Nación, se desarrollaron exposiciones de representantes de instituciones, cátedras, organismos de derechos humanos, actores del campo de la salud mental y de una organización de usuarias, usuarios y familiares. En estos debates públicos se pudo observar que los organismos de derechos humanos, algunas instituciones académicas y organizaciones de profesionales, así como la asociación de usuarias, usuarios y familiares, mantuvieron en sus argumentaciones el perfil garantista de los derechos de las personas con padecimiento psíquico que tenía el proyecto de ley de diputados, y le dieron un apoyo contundente; no obstante, otros discursos discurrieron fundamentalmente en torno a dos artículos que ponían en puja lugares, espacios y consolidaciones corporativas: el 13, referido a los cargos de conducción y gestión de los equipos, y el 16, que precisa el perfil de los profesionales con capacidad para disponer una internación.

En referencia al primero, una representante de la Asociación Argentina de Psiquiatría Infanto Juvenil y Profesiones Afines dejó al descubierto un debate que continúa presente, en ese momento decía:

> Creo que es muy importante que quien tiene la máxima responsabilidad sea quien tiene también ciertos roles de decisión porque es el responsable legal –digamos– de más alto rango, ya que si hay un problema en un hospital –ustedes saben– es el médico el que tiene que responder legalmente (HCSN, 2009c).

El artículo 16 constituyó un debate central, ya que habla del corazón mismo de una práctica de poder disciplinario que se da en el interior de las instituciones, y así lo pusieron de manifiesto los representantes de las organizaciones profesionales. El enviado de Federación de Psicólogos de la República Argentina manifestó que la internación estaba incluida entre las incumbencias del psicólogo. En cambio, el representante de la Asociación Psicoanalítica Argentina postuló que tiene que ser una herramienta médica y esgrimió: "Hay un problema legal, el de la mala praxis, por el cual los médicos son los únicos que pueden internar, y aparte está en sus incumbencias" (HCSN, 2009c). Por su parte, el representante del Departamento de Salud Mental de la Facultad de Medicina de la UBA reforzó la idea de que toda internación es un acto médico sintetizando en que "la comunidad ha cargado sistemáticamente al médico de la responsabilidad jurídica de la internación" (HCSN, 2009c); no obstante, también abrevó por el trabajo en equipo interdisciplinario.

Otro aspecto de la ley que se debatió fuertemente es el referido al concepto de *padecimiento psíquico*, que trajo al escenario los desacuerdos sobre los diagnósticos y los procesos terapéuticos. Las organizaciones de profesionales de psiquiatras plantearon el debate entre lo enunciado por el proyecto de ley y las definiciones de *enfermedad* o *trastorno mental* (Augsburger, 2004; Faraone, 2013b, 2018). El representante de la Asociación de Psiquiatras Argentinos dijo:

> También hay que tener en cuenta que la enfermedad mental existe, porque no se trata de medicalizar el sufrimiento psíquico, ya que todos los tenemos [...] pero la enfermedad mental existe y requiere, por lo tanto, de las mejores condiciones para que pueda garantizarse la reinserción social del paciente psicótico (HCSN, 2009a).

En la disputa por la enunciación de la noción de padecimiento psíquico que asumía el proyecto de ley, el representante del Departamento de Salud Mental de la Facultad de Medicina de la UBA afirmó:

> En algunos casos, en los proyectos se habla de padecimientos o sufrimiento mental [...]. La ley debe precisar esto en su objeto. Es imprescindible que lo haga, porque de lo contrario

> podemos deslizarnos a una patologización del conflicto social y esto puede tener gravísimas consecuencias. Los médicos no queremos hacernos cargo de ese problema como médicos; queremos hacerlo como ciudadanos. Como médicos queremos hacernos cargo de los enfermos que nos consultan y de los problemas sanitarios (HCSN, 2009a).

En tensión con estas posiciones, la noción de padecimiento psíquico que acogía el proyecto de ley se vincula a una ruptura epistemológica en el campo de la psiquiatría y la salud mental. Algunos autores enlazan la enunciación de esta noción a la emergencia de la constitución del propio campo de la salud mental (Galende, 1990). El sufrimiento psíquico se vincula con el tejido social en el sentido de que el padecimiento se entiende como un concepto no restringido a la noción de enfermedad-trastorno, sino a la propia relación del sujeto con lo social y lo cultural (Menéndez, 1997; Alves, 1993). Esta noción irrumpe y disloca las concepciones biomédicas sobre el propio proceso de atención. A diferencia del concepto de enfermedad o trastorno, los enunciados de padecimiento o sufrimiento fundan un concepto histórico-social y cultural sobre el padecer/sufrir que, dadas estas características, es cambiante en cada contexto (Faraone, 2013b). En esta línea, Emiliano Galende sostiene que es en la vida social del sujeto singular, la cultura que habita y los procesos de subjetivación, donde debe constituirse un conocimiento racional sobre el sufrimiento mental. También aporta que actualmente la comprensión transdisciplinaria y social de la salud mental es el camino más racional hacia una ciencia social del sufrimiento mental (Galende, 2015).

Desde esta perspectiva, la noción de padecimiento o sufrimiento involucra un presupuesto epistemológico que incluye la subjetividad como elemento sustantivo, sin limitar la afección de la salud mental a un conjunto de entidades patológicas definidas, sino a la comprensión de la emergencia de nuevas representaciones y expresiones de las formas de padecer (Faraone, 2018).

Como se desprende de las nociones aquí desplegadas, quienes discrepaban con la noción de padecimiento psíquico plantearon la necesidad de definir al objeto de la ley como enfermedad o trastorno mental. En este punto, las diferencias entre los psiquiatras y el resto de las organizaciones representadas en el debate que acordaban con la definición de sufrimiento psíquico de la ley produjeron una fractura que no fue posible subsanar hasta hoy, en 2020.

Cabe señalar que en las disertaciones no hubo participación directa de usuarias o usuarios, sino que se contó con la intervención de la Red de Familiares, Usuarios y Voluntarios por los Derechos de las Personas con Padecimiento Mental, a través de una familiar, su presidenta, en representación de un conjunto de instituciones que la integran. En su exposición introdujo un conjunto de elementos ausentes hasta ese momento, como la necesidad del apoyo a familiares, la idea de un trabajo digno y la importancia de la vivienda. En sus palabras hubo un énfasis en la necesidad de modelos de cuidados integrales al decir:

> Necesitamos profesionales comprometidos que pongan el cuerpo y que nos permitan incluirnos, porque nosotros también apostamos todos los días al proceso terapéutico. Estamos las 24 horas con nuestros parientes, buscando nuevas maneras, muchas veces solos sin saber qué hacer, muchas veces recreando formas. Pero lo que sí sabemos y tenemos claro es lo que sentimos y lo que necesitamos (HCSN, 2009d).

Algunas exposiciones plantearon que el proyecto de ley adolecía de problemáticas específicas de gran importancia en el campo de la salud mental; en particular destacamos las referidas a grupos etarios y a las intervenciones con niñas, niños y adolescentes. Por último, diversos representantes manifestaron la ausencia de participación de las provincias, estableciendo que las consultas habían sido muy centralizadas en la CABA, resaltando que el encuentro en HCSN produjo un espacio que posibilitó escuchar algunas de sus voces. El vicegobernador de San Luis y exdirector de Salud Mental de esa provincia señaló:

> Señora presidenta: le agradezco mucho la invitación y la realización de esta reunión, que era una deuda pendiente que tenía este proyecto, que no estuvo precedido de la debida discusión democrática en todo el país, que este instrumento hubiera debido requerir (HCSN, 2009d).

Estos debates evidencian la polifonía de voces que fueron manifestadas en el transcurso del proceso de sanción en ambas cámaras legislativas, generando frondosos debates y acaloradas discusiones.

Tercer trazo cartográfico

Ley Nacional de Salud Mental 26.657 se sancionó con mayoría absoluta el 25 de noviembre de 2010 y el 2 de diciembre fue promulgada por la presidenta Cristina Fernández de Kirchner.

A pesar de la amplia aceptación reflejada en su sanción, los discursos expuestos en los debates parlamentarios expresaron un problema público, es decir, un conflicto o controversia en las arenas públicas donde distintos actores sociales confrontaron por una definición. En estos debates se observó que la construcción de una Ley Nacional de Salud Mental que garantice los derechos humanos de quienes padecen sufrimiento psíquico constituye ese "lugar de combate" y esa "escena de realización" indicados por Daniel Cefaï (2012: 3), en el cual emergen elementos aglutinadores y consensuados, pero también otros en disputa.

Estos últimos son los que, a lo largo de los diez años de su sanción, estuvieron presentes en los debates en torno a los avances de su implementación y al desarrollo de los procesos de transformación, y continúan actualmente.

Coordenadas cartográficas pendientes

Ley, políticas públicas y transformaciones urgentes

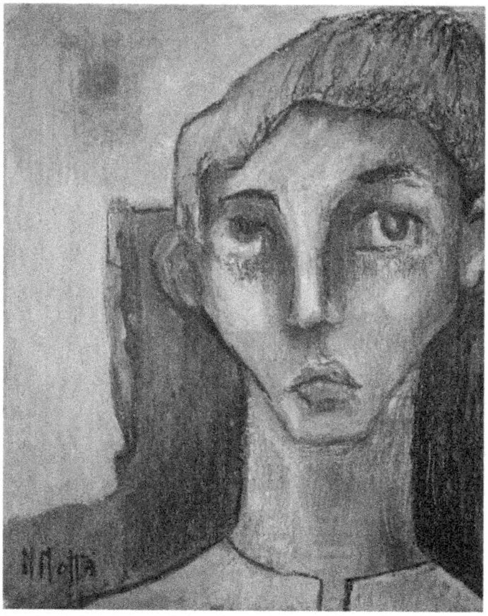

En la soledad temprana, Marcela Motta, 2020.

Avatares de las políticas públicas en el campo de la salud mental

Tal como venimos sosteniendo a lo largo de los diferentes capítulos, desde su sanción en el año 2010, la LNSM transformó los modos de vinculación del Estado y el campo de la salud mental en por lo menos dos sentidos: incorpora los principios y declaraciones regionales e internacionales tendientes al mejoramiento de los cuidados en salud mental, y establece responsabilidades políticas y sociales que promueven el efectivo acceso al ejercicio de los derechos de las personas con sufrimiento psíquico (Galende, 2011).

Bajo estos principios, el Estado debió reformular las políticas públicas en relación a la salud mental e implementarlas en el marco de políticas socio-sanitarias, las que entendemos como un grupo de acciones ejercidas por el Estado que afectan las condiciones u oportunidades de vida y muerte de las personas, grupos o familias. Es decir que la política en salud expresaría el esfuerzo del Estado por modificar las condiciones adversas que favorecen el riesgo de enfermarse de los individuos, y/o evitar que esto suceda, así como atenuar el sufrimiento de las personas cuando se enferman. Este esfuerzo involucra al Estado, sus instituciones, el gobierno y el sistema político (Almeida, 2002). Así, la formulación y la implementación de estas políticas están dirigidas por un conjunto de valores y concepciones de las realidades sociales y son compartidas por los principales actores sociales.

Para comprender y analizar las políticas sociales, y específicamente las políticas de salud y salud mental (Alberdi, 2003), es preciso vincularlas con el modelo de Estado que se concibe en cada período histórico. Las políticas estatales permiten una visión del Estado en acción, desagregado y descongelado como estructura global, y puesto en un proceso social en el que se entrecruzan complejamente las fuerzas sociales (Oszlak y O' Donnell, 1976).

Como vimos en el capítulo "Marco internacional de protección de los derechos humanos y su acogida en la Ley Nacional de Salud Mental", en el período que estamos abordando se pueden observar diferentes modelos de Estado, entendiendo a este en una relación social conflictiva en el marco de una estructura tensionada por las correlaciones de fuerza. Asimismo, el Estado constituye una instancia de organización del poder y de ejercicio de la dominación política, en este sentido, es relación social y aparato institucional. Supone a la vez la conformación de una instancia política que articula la dominación en la sociedad y la materialización de esa instancia en un conjunto interdependiente de instituciones que permiten su ejercicio (Ozlack, 1997). Para este capítulo, profundizamos la dinámica de las transformaciones sociales siguiendo el surgimiento, el desarrollo y la resolución de la problemática de la salud mental en dos dimensiones: por un lado, el modo en que la cuestión de la salud mental entró en la agenda del Estado en el marco de legislaciones vinculadas a los derechos humanos; y por el otro, el modo en que el Estado tomó posición en relación con la problemática de la salud mental en las diferentes gestiones de gobierno.

Desde estas dos dimensiones, entendemos que las estrategias discursivas implementadas por los actores involucrados en la construcción de políticas públicas sobre salud mental promueven procesos de subjetivación y modificaciones en las representaciones que tiene de sí misma la población beneficiaria de dichas políticas. Así, junto con las funciones de atención de necesidades y cuidados, de asistencia de la enfermedad, de rehabilitación, prevención de riesgos, protección frente a la vulnerabilidad y promoción de la salud mental, las políticas sociales implementadas en un momento histórico son productoras de subjetividad (Barcala, 2010).

De este modo, consideramos que la complejidad de los discursos actuales, subyacentes al interior de las políticas sociales, se materializan en prácticas de actores sociales que son en muchos casos contradictorios, de manera que existen quiebres, rupturas y contradicciones aun dentro de las mismas instituciones en las que los diversos actores significan, teorizan e intervienen. Así, los actores sociales institucionales se apropian de las políticas de Estado, pero asimilan y reinterpretan sus significaciones según sus historias, tradiciones, ideologías y formaciones profesionales. Las representaciones acerca de las personas con sufrimiento psíquico, la producción de subjetividad y la salud mental determinan los diferentes modos de intervención. Es decir que para comprender esta complejidad es fundamental considerar la categoría de relaciones de poder.

Desde nuestra perspectiva, entendemos al *poder* como el juego que, por medio de luchas y enfrentamientos continuos, transforma y/o refuerza las intervenciones vinculadas al campo de la salud mental. Situamos al poder como una relación de fuerzas inmanentes y propias del dominio en que se ejercen, y que son constitutivas de su organización (Foucault, 1987, 2008; Murillo, 1997). Así, analizamos el poder no como una institución, una estructura, una cierta potencia de los que algunos estarían dotados, sino como el nombre que se presta a una situación estratégica compleja en el campo de la salud mental en un lugar y momento histórico: Argentina entre 2010 y 2020.

Para situar este período, es necesario contextualizarlo en el proceso histórico y, tal como señala Vicente Galli, fue a partir del año 2003 cuando, implementando políticas y estrategias con decisiones más autónomas, el Gobierno Nacional produjo condiciones para ir recuperando el rol rector del Estado. Sin embargo, resalta que, a pesar de haberse producido algunas modificaciones significativas, en salud existen moras en asuntos estructurales que se supone que deberían liderarse desde los ministerios de salud. Destaca, asimismo, que esta mora no es ajena a la intensificada valoración de la atención de las enfermedades como mercancía en disputa para la producción de rentas financieras para diversas corporaciones que medran manteniendo la permanencia de sus posiciones en ese mercado. En el marco de las políticas de salud mental, Galli destaca que se observaron algunas reformulaciones fundacionales, enriquecidas con los avances en las experiencias de sus realizaciones y el afinamiento conceptual y doctrinario en las varias disciplinas y perspectivas que se integran en el campo de la salud mental, y señala particularmente aquellas que vienen impulsadas por las jurisprudencias y políticas que tienen que ver con los derechos humanos y sociales (Galli, 2011).

Para adentrarnos en el período de implementación de la LNSM, lo dividimos en gestiones de gobierno que corresponden a políticas diferentes, las que describiremos sintéticamente a partir de los ejes centrales de sus acciones, ya que no es la intención de este capítulo analizar las políticas sociales, sino dibujar trazos descriptivos principales.

Primer período. Recuperación de las políticas de salud mental

A partir de 2010, el gobierno de Cristina Fernández de Kirchner promovió una política explícita de afianzar la capacidad de rectoría del área desde la esfera nacional a partir de la creación, mediante el Decreto 457/2010, de la DNSMyA luego de que, desde 1990, solo existiera en el ámbito ministerial una Unidad Ejecutora Central con una débil rectoría en las políticas del área.

Gestión de Yago Di Nella

Nombrado director nacional en abril de 2010, unos meses antes de la promulgación de la LNSM, Di Nella asumió el desafío de reemplazar un sistema basado en un paradigma asilar para trabajar en la implementación de un modelo fundado en el enfoque de derechos con inclusión social para las personas con sufrimiento mental. Este se centró en estrategias comunitarias y en la participación de usuarias y usuarios como sujetos de derechos en las decisiones que comprenden su atención.

La planificación del área asumió el mandato presidencial, que aspiraba a lograr más inclusión social: "[...] la consecución plena y definitiva de los derechos para todas las personas que habitan nuestro país y la región, colaborando activamente en los aspectos que lo requiera, en la construcción de la Patria Grande" (DNSMyA, 2011a). Al considerar la LNSM como la plataforma posibilitadora de un profundo cambio en el campo de la salud mental, su gestión tuvo un importante activismo en la viabilidad de aprobación de la norma en ambas cámaras legislativas. Al mismo tiempo, a partir de la puesta en funcionamiento de la DNSMyA, se inició un proceso que nucleó programas existentes, a los que luego se sumaron iniciativas y programas para efectivizar los principios establecidos por la LNSM.

En su gestión, entre los programas que merecen una especial mención se encuentra la implementación del Programa Nacional de Asistencia Primaria en Salud Mental (Ley 25.421), que creó la Red Nacional de Atención en Salud Mental y Adicciones, interdisciplinaria, intersectorial, integral y continua con base en el primer nivel de atención, articulada con los equipos de salud y desarrollo social de los Centros de Integración Comunitaria de todo el país. A fines de 2011 se habían incorporado más de 300 profesionales y operadores de 56 centros de 11 jurisdicciones.

También tuvo una importancia central la creación, junto con el Ministerio de Justicia y Derechos Humanos de la Nación, del Programa Interministerial de Salud Mental Argentino (PRISMA), que tenía como objetivo abordar la problemática de personas con sufrimiento mental alojados en establecimientos del Servicio Penitenciario Federal, y dar respuesta a la situación por la que deben atravesar las personas declaradas inimputables a disposición de la justicia, asegurando el cumplimiento pleno de sus derechos y fomentando su inclusión social. A partir de su creación se cerraron las unidades psiquiátricas penales de los hospitales Dr. José T. Borda y Dr. Braulio A. Moyano, y se trasladaron a los respectivos complejos penitenciarios de Ezeiza del Servicio Penitenciario Federal (1 y 4, respectivamente). El principal aporte del PRISMA fue un significativo avance en lo relacionado a la restitución de derechos de las personas con problemáticas de salud mental alcanzadas por la justicia penal, ya que su funcionamiento se fundó en las normativas nacionales e internacionales sobre salud mental y derechos humanos. Tal como sostiene Marino Poblet Machado, la existencia de PRISMA permitió que se genere una política de salud pública donde había solo una política de seguridad, con el impacto que indefectiblemente esta situación posee en el interior del sistema penal (Poblet Machado, 2016).

El Sistema de Vigilancia Epidemiológica en Salud Mental y Adicciones, otra iniciativa de esta gestión, fue creado con el objetivo de identificar la magnitud y gravedad de las problemáticas en este campo y definir prioridades que orienten las iniciativas y programas en el marco de las políticas públicas. Se realizaron diversos estudios que se publicaron en boletines en papel y en el sitio web de la DNSMyA, y se generaron importantes materiales bibliográficos teórico-técnicos y de divulgación, así como la impresión de ochenta mil ejemplares de la edición de bolsillo de la LNSM. En esta misma línea, se logró la inclusión de estadísticas de salud mental y adicciones en la Sala de Situación del Ministerio de Salud de la Nación.

Otras iniciativas implementadas durante esta gestión fueron: el Programa Nacional de Prevención y Lucha Contra el Consumo Excesivo de Alcohol (Ley 24.788); el Programa Nacional de Patologías Mentales Severas y Prevalentes; el Programa de Promoción de la Salud y Prevención de las Problemáticas Psicosociales Emergentes; el Programa de Salud Mental, Justicia y Derechos Humanos, que, en conjunto con la Unidad de Fiscalización Ley 26.657, la Unidad de Capacidad Jurídica y la Unidad Reglamentación de la Ley 26.657, tuvo como objetivo incorporar la perspectiva de derechos humanos a la formulación e implementación de políticas públicas y regulaciones en las cuales la DNSMyA tuviera participación. También se implementaron acciones en la mayoría de las provincias, entre ellas, la creación de veinticinco equipos de salud mental y adicciones en hospitales generales con internación, y diez dispositivos habitacionales (DNSMyA, 2011b).

En el marco del fortalecimiento del rol de las usuarias y los usuarios en la implementación de políticas en salud mental, se apoyó técnicamente la realización del Primer Encuentro Nacional y Latinoamericano de Familiares, Usuarios y Voluntarios, que dio como resultado el nacimiento de la Red Latinoamericana de Usuarios, Familiares y Voluntarios por los Derechos Humanos en Salud Mental. Asimismo, un hito en este aspecto fue que, por primera vez en nuestro país, se integraron usuarias, usuarios y familiares al equipo técnico de gestión de la DNSMyA.

Durante esta gestión también se apoyó a las universidades públicas para la formación de posgrados interdisciplinarios en salud mental, entre ellos, el "Programa de Determinantes de la Salud Mental en Ciencias Sociales" de la Facultad de Ciencias Sociales de la UBA al que concurrieron más de ciento cincuenta profesionales en cuatro años (Faraone, Bianchi y Giraldez, 2015), por otro lado, y a través de diferentes dispositivos implementados por la propia Dirección, se capacitaron más de tres mil trabajadores en servicio.

Otro hecho de importancia fue la conformación del Consejo Federal de Salud Mental y Adicciones (COFESAMA), integrado por las autoridades provinciales de las áreas de competencia.

Cabe destacarse que, si bien el Decreto Reglamentario de la LNSM (N.º 603/2013) fue aprobado por el Poder Ejecutivo cuando Yago Di Nella ya no era director nacional, fue durante su gestión que, junto a la Comisión Nacional

Interministerial en Políticas de Salud Mental y Adicciones (CONISMA) presidida en ese momento por Leonardo Gorbacz, se realizaron foros en el ámbito nacional a fin de recabar aportes para su redacción. En ellos se definieron, explicitaron y desagregaron los contenidos del articulado de la LNSM. Los diferentes posicionamientos, tensiones y debates acaecidos durante su redacción quedaron expuestos en la ampliación del propio objeto de la norma. En la LNSM se expone como tal "el goce de los derechos humanos de aquellas personas con *padecimiento mental*" y, a pesar de esta clara definición, la reglamentación avanzó sobre el concepto de padecimiento mental y lo refirió a "todo tipo de sufrimiento psíquico de las personas y/o grupos humanos, vinculables a distintos tipos de crisis previsibles o imprevistas, así como situaciones más prolongadas de padecimientos incluyendo *trastornos y/o enfermedades*", introduciendo conceptos que comprenden tensiones en su definición. Así, las nociones expuestas en la reglamentación –padecimiento/sufrimiento, trastorno, enfermedad– involucran dimensiones históricas, sociales, económicas, morales y epistemológicas que impactan diferencialmente en la construcción de las prácticas (Augsburger, 2002; Faraone, 2013b, 2018) y transparentan las disputas al interior del propio campo de la salud mental presentes en ese momento. Estas disputas pudieron reflejarse en la dificultad para la efectiva reglamentación de la LNSM, situación que provocó que, a pesar de haberse concluido la redacción reglamentaria de casi la totalidad de sus articulados, no pudiera hacerse efectiva hasta el año 2013.

Gestión de Matilde Massa

Asumió en reemplazo de Yago Di Nella en noviembre de 2011. La gestión de esta psicóloga, que se había desempeñado hasta ese momento en el Ministerio de Desarrollo Social de la Nación, estuvo signada por la elaboración del Plan Nacional de Salud Mental y Adicciones. Para este instrumento la DNSMyA y la jefatura de Gabinete de Ministros, a través de la CONISMA, convocaron a organizaciones de profesionales, académicas, gremiales y de usuarias, usuarios y familiares, así como autoridades provinciales en la materia, con el objeto de incluir aportes que permitieran trabajar de forma relacionada con la complejidad del campo de la salud mental. Estos procesos volvieron a reinstalar debates profundos que, tal como venimos sosteniendo, están presentes desde la precuela de LNSM hasta el momento actual, diez años después de su sanción.

En enero de 2014 se aprobó oficialmente el Plan Nacional de Salud Mental 2013-2018, por medio del cual se propusieron una serie de acciones de trabajo para el cumplimiento de la LNSM y su reglamentación; cabe señalar que fue el único plan que pudo diseñarse dado que después de 2018 no hubo otro. El Plan definió las principales líneas problemáticas y los objetivos propuestos para ese quinquenio a fin de que las respuestas institucionales de salud mental se adecuaran a sus lineamientos y posibilitaran un profundo proceso de reformulación y reestructuración integral. En este sentido, enunció una serie de contenidos para el diseño, implementación, monitoreo y evaluación de estrategias, planes, proyectos, programas, actividades, procedimientos, directrices e intervenciones a fin de jerarquizar e integrar el campo de la salud mental en las políticas de la salud y de las políticas públicas en general. De esta manera, a nivel nacional se explicitaron metas y plazos, además de determinar como dimensiones relevantes a monitorear: padecimientos y trastornos mentales en general, consumo de sustancias psicoactivas, violencias, y redes de servicios de salud mental y adicciones. A la vez, se plantearon como desafíos las transformaciones del encierro a la integración social, del saber hegemónico al abordaje plural, y del menosprecio a la ciudadanía (DNSMyA, 2015). Sin embargo, estas quedaron a lo largo del tiempo como declaraciones abstractas con escasos efectos reales (Fenoglio, 2014).

Durante la gestión de Matilde Massa, y ya en el marco del Plan Nacional de Salud Mental, se generaron incipientes modificaciones en la organización de los servicios y los modelos de atención y cuidados que incluían innovaciones en los procesos de implementación, gestión, adaptación y/o creación de dispositivos alternativos y de su integración en una red de servicios. De esta forma las políticas públicas en salud mental tendieron a abordar diversas líneas, entre ellas, la problemática del suicidio, el alcoholismo y los padecimientos psíquicos severos. Estas acciones se desarrollaron en forma coordinada con los referentes jurisdiccionales.

También durante ese período se impulsaron lineamientos epidemiológicos, de monitoreo y de evaluación de los servicios de salud mental, que tenían como objetivo optimizar el Sistema de Vigilancia Epidemiológica de la Salud Mental a nivel nacional.

Al mismo tiempo, los equipos interdisciplinarios de la DNSMyA efectuaron evaluaciones de capacidad jurídica, sistematizando los informes con el objetivo de dar cuenta del estado de situación. Alfredo Kraut y Nicolás Diana entienden la capacidad jurídica como la aptitud de una persona de ser titular de derechos, así como la capacidad o posibilidad concreta de ejercer esos derechos (Kraut y Diana, 2011). En este programa, y en el marco de la ley, se trabajó también en la formación de agentes del sector judicial sobre el ejercicio de la capacidad jurídica en igualdad de condiciones, y en las insanias e inhabilitaciones del modelo tutelar en contraposición al sistema de apoyo para la toma de decisiones basada en el paradigma del modelo social de la discapacidad (jus-humanista) (DNSMyA, 2015).

Además, en esta gestión se inició una experiencia piloto para la recuperación e inclusión social de personas con sufrimiento psíquico y que experimentaron situaciones de encierro por conflictos con la ley penal, conocida como "Casa SIS". Esta constituyó un dispositivo abierto y con base comunitaria que alojó aproximadamente cincuenta usuarios. La Casa SIS coordinó una parte sustancial de su labor con distintas áreas de los ministerios de Educación, Desarrollo Social, Trabajo, Empleo y Seguridad Social, así como con otros organismos del Estado nacional y en 2014 promovió su programa en distintas jurisdicciones del país. La casa se cerró en julio de 2017.

Por otro lado, se realizaron diversos programas vinculados con espacios de concertación, intersectoriales e interdisciplinarios, a escala municipal, provincial y nacional, con la realización de foros regionales en todas las zonas del país, así como la capacitación y fortalecimiento local en abordaje psicosocial de incidentes críticos.

En esta misma línea, se trabajó en el Programa Salud en Contextos de Encierro, en coordinación con la Subsecretaría de Salud Comunitaria. Incluyó la asesoría para la elaboración de documentos técnicos, la formulación de actividades de capacitación y la participación en actividades de difusión del Programa en las jurisdicciones. También se fortaleció el Programa Nacional de Lucha Contra el Uso Nocivo de Alcohol a partir del diseño de protocolos, recomendaciones, acciones de capacitación y concertación territorial.

Segundo periodo. Políticas de salud mental en el marco neoliberal

Con la presidencia de Mauricio Macri, en diciembre de 2015 comenzó un proceso de degradación del Ministerio de Salud de la Nación, que, finalmente, en septiembre de 2018, perdió su rango y pasó a ser una secretaría de gobierno dependiente del Ministerio de Salud y Desarrollo Social de la Nación. Esta transformación operó tanto en el plano simbólico como en el real, ya que implicó entender a la salud como prestaciones individuales de servicios y en el marco de una canasta básica, en contraposición a la concepción de derecho, lo cual tuvo un fuerte impacto en el campo de la salud mental.

Gestión de Andrés Blake

Hasta su designación al frente de la DNSMyA se desempeñaba como coordinador de redes de la Dirección General de Salud Mental de la CABA, con cargo de asesor directo y secundando a la directora general de Salud Mental, María Grosso.

Apenas surgió la noticia de su nombramiento, el CELS y numerosas organizaciones de usuarias y usuarios, de familiares, de profesionales, organizaciones sociales y de derechos humanos, redes y colectivos que trabajan en la temática de la salud mental y adicciones se convocaron a fin de impedir la designación del mencionado psiquiatra y en defensa de la plena implementación de la LNSM. Recordemos que Andrés Blake no solo en reiteradas oportunidades había manifestado su posicionamiento público en oposición a la LNSM, sino que también había expresado su absoluta discrepancia con el criterio de considerar a las personas con padecimiento mental como sujetos de derechos y con capacidad jurídica. Además, durante su gestión en la CABA implementó acciones en contra de la Ley 448: dejó de convocar al Consejo General de Salud Mental, desarticuló valiosos programas y equipos interdisciplinarios, y vetó la creación del Órgano de Revisión Nacional de la Ley Nacional de Salud Mental 26.657, sobre el cual también realizó una presentación judicial para impedir su funcionamiento. Durante 2015 eliminó la residencia de salud mental y cambió su denominación por psicología y psiquiatría, favoreciendo una fragmentación de la formación (Torricelli y Faraone, 2019).

En su gestión en la DNSMyA sus políticas siguieron las mismas líneas, se dieron de baja un importante número de contratos de trabajadores de la propia Dirección y también se discontinuaron programas y líneas de acción estatales significativas para sectores de población vulnerable de diversas provincias.

Estas acciones constituyeron un importante retroceso en las políticas en salud mental, especialmente en la ligada a consumos problemáticos, a la sustitución definitiva de los hospitales monovalentes y por los ataques al Órgano de Revisión Nacional. Algo que evidencia esta postura se consolidó en octubre de 2016, con el traspaso de la dependencia de la CONISMA desde Jefatura de Gabinete al Ministerio de Salud (Decreto 1053/16), y en agosto de 2017, con la creación del Consejo Consultivo Permanente en la órbita de la DNSMyA (Resolución 1061-E/2017) en paralelo al Consejo Consultivo Honorario de Salud Mental y Adicciones (CCHSMyA), que no fue convocado durante su permanencia como director nacional (retomaremos este punto en el capítulo "Actores emergentes previstos por la Ley Nacional de Salud Mental como garantes de los derechos humanos"). A diferencia del CCHSMyA, el nuevo organismo designaba y definía a sus miembros como "expertos profesionales" y desconocía a otros actores sociales e institucionales del campo de la salud mental.

Al finalizar el segundo año de mandato de Blake, comenzó a circular el borrador de un nuevo decreto reglamentario, listo para la firma del Poder Ejecutivo Nacional, cuyo contenido, lejos de ceñirse a las funciones de un decreto reglamentario, transformaba radicalmente el contenido de la LNSM sin pasar por el Congreso Nacional (Faraone, 2018). Ante esta situación, se abrió un nuevo espacio de debates y disputas entre organizaciones, instituciones, profesionales y sociedad civil, que se manifestaron a través de documentos que circularon por diversas redes y en los cuales quedó en evidencia, con más fuerza que nunca, que el campo de la salud mental se constituye como un *campo en disputa*.

Los diversos discursos sanitarios y jurídicos que se evidenciaron estaban vehiculizados por actores sociales que poseen diferentes interpretaciones de la subjetividad y de los modelos de abordaje de los problemas de salud mental. En este sentido, se distinguían claramente los dos discursos divergentes mencionados a lo largo de este libro, dos modos contrapuestos de comprender y abordar los problemas de salud mental: por un lado, un modelo biomédico positivista, el discurso psiquiátrico, reproductor de la lógica asilar tutelar, hegemónico durante siglos; y, por el otro, un modelo de salud mental comunitaria, de inclusión social, basado en un paradigma de garantía de derechos, que considera que el conocimiento racional sobre el sufrimiento mental debe construirse en la vida social del sujeto singular, la cultura que habita y los procesos de subjetivación que lo guían (Galende, 2015).

El proyecto del nuevo decreto reglamentario, en un claro retroceso de la perspectiva de derechos humanos, pretendió reinstalar un discurso que había sido dominante y hegemónico durante décadas, el discurso psiquiátrico. Asimismo, evidencia la puja de intereses de orden corporativo, favoreciendo un poder médico representado por organizaciones psiquiátricas. Los artículos del nuevo decreto modificaban la concepción de la salud mental planteada en la LNSM, eliminando los múltiples determinantes culturales, políticos, económicos y sociales. Al mismo tiempo, relativizaba el valor de la interdisciplinariedad e intersectorialidad en el abordaje de las problemáticas de salud mental. De esta forma, basándose en una concepción biologicista y en una supuesta práctica fundada en evidencia científica, otorgaba una mayor concentración de poder a los médicos en lo que se refiere a las prácticas hegemónicas de la psiquiatría positivista.

Cabe destacarse la conflictividad que se transparentó, tal como en los próximos capítulos narraremos, sobre el art. 4 de la LNSM, que trata sobre consumo problemático, en el cual se visualizó la puja entre corporaciones de psicólogos y psiquiatras, competencias profesionales, y se dejó por fuera del debate al resto de los actores que forman parte del campo de la salud mental.

Diversas voces de actores sociales del ámbito nacional e internacional se manifestaron en contra de la iniciativa y a favor de la plena implementación de la LNSM y su Decreto Reglamentario. La Asamblea del Congreso Internacional de Salud Mental "The right (and opportunity) to have a (whole) life", realizado en la ciudad de Trieste (Italia) entre el 13 y el 15 de noviembre de 2017, aprobó una declaración en la que se manifestaba su desacuerdo al proyecto de modificación del Decreto Reglamentario de la LNSM Argentina, a la que considera una de las legislaciones más avanzadas del mundo. Del mismo modo se pronunció la Red Latinoamericana de Derechos Humanos y Salud Mental.

En el ámbito nacional un rol estratégico en esta disputa fue el asumido por el CELS, que a través de la Red de Salud Mental Comunitaria y Derechos Humanos elaboró un documento avalado por más de 300 adhesiones de organizaciones de toda la Argentina, que fue presentado en conferencia de prensa a los pocos días de conocerse la noticia sobre el proyecto de decreto (CELS, 2017b). Este espacio permitió que el debate trascendiera el propio campo de la salud mental para instalarse en algunos de los medios de comunicación masiva (*Página/12*, 2017).

También, y por primera vez en forma contundente, la Academia se aglutinó en torno a un documento firmado por 370 instituciones universitarias del país y del extranjero (facultades, carreras, cátedras e institutos de investigación). Redactado por el Grupo de Estudio sobre Salud Mental y Derechos Humanos del Instituto de Investigaciones Gino Germani, de la Facultad de Ciencias Sociales de la UBA, y el Doctorado de Salud Mental Comunitaria del Departamento de Salud Mental Comunitaria de la UNLa, fue presentado ante la Jefatura de Gabinete, el Ministerio de Salud y el Ministerio de Justicia y Derechos Humanos (Faraone, 2018b).

Los avatares producidos en torno al proyecto de reglamentación pudieron frenar su avance y el decreto no se promulgó. Al poco tiempo Andrés Blake fue alejado del cargo, y desde el Ministerio de Salud se planteó públicamente la intención de convocar a los grupos implicados en el tema, todos los sectores, escuchar sus aportes y contarles cuáles eran las controversias (*Clarín*, 2017), situación que no ocurrió.

Gestión de Luciano Grasso

Fue designado director nacional de Salud Mental y Adicciones en marzo de 2018, cuando Adolfo Rubinstein estaba a cargo del Ministerio de Salud. La designación pretendía establecer un fuerte énfasis en la articulación entre salud mental y la Estrategia de Salud Familiar y Comunitaria. Así, el objetivo de su gestión estuvo enmarcado en la promoción de un modelo de atención basado en la Estrategia de Atención Primaria de la Salud y en el fortalecimiento de la Red Integrada de Salud Mental con Base en la Comunidad.

En esta etapa se produjo un giro al rumbo en las políticas públicas en salud mental al reafirmar el compromiso con la plena implementación de la LNSM y su Decreto Reglamentario. En este contexto se retomó la convocatoria a diferentes actores del campo, se abrieron algunos canales de diálogo que pusieron freno al retroceso que se había vivido en la gestión anterior. Se volvió a convocar al CCHSMyA, a la CONISMA –aunque, tal como se señaló, había sido trasladada a la DNSMyA, con lo cual perdió la jerarquía que tenía– y también se retomó la participación en los plenarios del Órgano de Revisión Nacional.

Dos acciones cobraron relevancia durante esta gestión. En primer lugar, entre 2018 y 2019 se implementó el Primer Censo Nacional de Personas Internadas por Motivos de Salud Mental en conformidad con el art. 35 de la LNSM, con la participación de la Secretaría de Gobierno de Salud de la Nación, en la planificación, diseño e implementación del instrumento, y con el apoyo económico y técnico de la OPS (MSN, 2019). Su objetivo fue caracterizar la población internada en instituciones monovalentes en salud mental del ámbito público y privado y sus condiciones de internación, con la finalidad de contribuir a la elaboración de un diagnóstico situacional como parte del diseño de políticas públicas en la materia.

La información se recabó en 21 jurisdicciones, exceptuando a las provincias de Formosa, Santa Cruz, Tierra del Fuego, Antártida e Islas del Atlántico Sur por no contar con instituciones monovalentes. Se censaron 162 instituciones, de las cuales 41 eran públicas. Los resultados arrojaron que en nuestro país había en ese momento 12.035 personas internadas. El promedio de internación era de 8,2 años (12,5 años en el sector público y 4,2 en el privado) y el 25% había superado los 11 años. La edad media de las personas internadas era de 50 años y se relevaron internaciones de niñas y niños de 7 años de edad. En lo que respecta a la identidad de género, el 49,1% se identificaron como masculino, el 45,4% femenino, el 0,5% intersexual, 0,2% trans y del 4,8% no se cuenta con datos. Resultó llamativo el hecho de que el 68,8% de las personas refirieron tener ingresos, aunque un 72% de ellas y ellos no lo administraban, así como que el 58% manifestaron tener vivienda, pero de ellas solo el 74% disponía de la misma. Más preocupante resultó saber que el 37% de las personas continuaban internadas por problemas sociales o falta de vivienda.

También reviste importancia el hecho que solo el 28% de las personas tenían firmado un consentimiento informado, y que el 64% continuaba internada sin presentar riesgo cierto e inminente para sí o para terceros. El estudio también visibilizó que casi el 60% de las personas internadas refirió no poder realizar llamadas telefónicas, el 40,4% no había realizado salidas en el último mes, ya sea sola o acompañada, y el 34,1% no había recibido visitas.

El Censo constituyó un importante avance, ya que permitió dimensionar la situación de las internaciones en instituciones monovalentes, y contó con aportes del Órgano de Revisión Nacional y el CCHSMyA. Sin embargo, se hicieron varias objeciones metodológicas propuestas por esta última organización, como así también la necesidad de incluir la población internada en dispositivos para personas con consumo problemático, gerontopsiquátricos, instituciones pertenecientes al sistema penitenciario para personas con padecimiento psíquico y hogares de niñas, niños y adolescentes. Se señaló particularmente la preocupación por la rigurosidad de la recolección de los datos, los que eran relevados por trabajadores de la DNSMyA junto a residentes y voluntarios según las jurisdicciones, y que atentaban contra su validez y confiabilidad. En términos generales estas recomendaciones fueron escasamente tenidas en cuenta.

El otro paso relevante durante la gestión de Grasso lo constituyó la Declaración del COFESAMA, a través de la carta acuerdo firmada en julio de 2019. Por medio de esta, la totalidad de las jurisdicciones, el director nacional de Salud Mental y Adicciones, con la participación del Órgano de Revisión Nacional, declararon que la LNSM y su Decreto Reglamentario constituyen el marco de los cuidados en salud mental y definieron las condiciones de protección de los derechos de las personas que padecen sufrimientos mentales. Asimismo, a través de esta carta se reafirmó que los hospitales con internación monovalente de salud mental debían ser progresivamente transformados hasta su sustitución definitiva por una red integrada de salud mental con base en la comunidad. También se realizó un compromiso a fin de trabajar en forma conjunta entre Nación y las jurisdicciones, a través del Consejo Federal, para establecer políticas públicas nacionales. Además, reconocieron la importancia del CCHSMyA, el Órgano de Revisión Nacional y la CONISMA, y se comprometieron a promover la implementación de órganos de revisión locales independientes.

Entre las acciones realizadas, en 2018 se inició el Proyecto de Cooperación Técnica Internacional "Por un país sin manicomios", junto al Departamento de Salud Mental de Trieste (Italia), la Conferencia Permanente para la Salud Mental en el Mundo y la Conferencia Basaglia Argentina.

A su vez, fueron colaboradores asociados el Órgano de Revisión Nacional y la Federación Mundial de Salud Mental. Este proyecto propuso fortalecer procesos de transformación en el Hospital Dr. Ellerman, una institución con internación monovalente de Entre Ríos, y en el Servicio de Salud Mental del Hospital General Enrique Vera Barros, de La Rioja.

Dos resoluciones –"Pautas para la organización y funcionamiento de los dispositivos de salud mental" (715/2019) y "Recomendaciones para la adecuación hasta la sustitución definitiva de las instituciones con internación monovalente hacia redes integradas de salud mental con base en la comunidad" (3250/2019)– establecieron estándares de organización y funcionamiento para los servicios de salud mental del ámbito público, privado y de la seguridad social, y operacionalizaron el art. 27 de LNSM. Fue relevante, en relación a la Res. 3250, el proceso de trabajo colaborativo entre autoridades de salud mental de las jurisdicciones, la OPS, la Secretaría de Derechos Humanos, el Órgano de Revisión Nacional y el Instituto Nacional de Servicios Sociales para Jubilados y Pensionados; además, se contó con aportes del CCHSMyA, expertos de la temática y referentes de instituciones con internación monovalente de salud mental. A estas se sumó la resolución, conjunta con la Secretaría de Políticas Integrales sobre Drogas de la Nación Argentina (SEDRONAR), "Pautas de Organización y Funcionamiento de Establecimientos de Tratamiento en Consumos Problemáticos y Lineamientos de Adecuación institucional", para la adecuación de las normativas vigentes.

También se realizó, en conjunto con la Dirección de Economía de la Salud de la Secretaría de Gobierno en Salud y con el financiamiento de la OPS, el "Estudio de costos para el abordaje del padecimiento mental en el marco del modelo de atención dispuesto por la Ley Nacional de Salud Mental N.º 26.657". Su propósito fue la producción de información y conocimiento para promover los procesos de transición necesarios para la sustitución definitiva de las instituciones con internación monovalente en salud mental. La conclusión de este estudio evidenció que el modelo comunitario es menos costoso que el asilar.

Por otro lado, en conjunto con la OPS se realizaron capacitaciones en el primer nivel de atención impulsando el Programa de Acción Mundial para Superar las Brechas en Salud Mental, conocido como "estrategia MHGAP" por su nombre en inglés, a pesar de las diferentes críticas que despertó este instrumento por la falta de adecuación a nuestra realidad nacional.

En el marco de la implementación de la Estrategia de Salud Familiar y Comunitaria se crearon e implementaron los Equipos de Abordaje Psicosocial en cinco provincias –La Rioja, Catamarca, Jujuy, Tucumán y Corrientes– con la finalidad de promover el abordaje territorial de las problemáticas de salud mental. Estos son equipos de especialistas en salud mental que brindan soporte matricial en el primer nivel de atención, y tienen como objetivo brindar apoyo técnico especializado a los equipos nucleares y ampliados en la construcción de proyectos terapéuticos singulares de su población a cargo. Sin embargo, paralelamente a esto, desde el inicio de la gestión de Grasso se presentaron profundas dificultades con trabajadores de equipos interdisciplinarios descentralizados de la DNSMyA que realizaban tareas en distintas provincias, a los cuales en un primer momento se los dejó sin ocupación, luego se demoró el pago de sus salarios y, finalmente, en diciembre de 2018, no se le renovaron los contratos.

También en este período se realizó una audiencia pública ante la Comisión Interamericana de Derechos Humanos que llevaron adelante nueve organizaciones sobre denuncias de tortura, tratos crueles, inhumanos y degradantes en hospitales psiquiátricos de la Argentina, y sobre la falta de dispositivos comunitarios a pesar de que la LNSM prevé el cierre de los manicomios en 2020. El Estado argentino, representado por Luciano Grasso, reconoció las dificultades de articulación institucional para la externación de personas internadas y las violaciones de derechos humanos denunciadas, y que la concentración de las trabajadoras y los trabajadores y el presupuesto se mantenían en los hospitales monovalentes, sin dispositivos intermedios necesarios a efectos de avanzar en procesos de des/institucionalización. Tal como lo retomaremos en el capítulo siguiente "La persistente violencia institucional: las venas abiertas del campo de la salud mental", esta audiencia permitió visibilizar la vulneración de derechos a la que se enfrenta este colectivo y la necesidad de implementar por parte del Estado políticas públicas que otorguen una efectiva protección de derechos, de acuerdo a las obligaciones internacionales y a la legislación nacional.

Tercer período. El retorno del Ministerio de Salud

En diciembre de 2019 Alberto Fernández asumió la gestión presidencial y rápidamente restituyó el Ministerio de Salud, con Ginés González García al frente de esa cartera.

Gestión de Hugo Barrionuevo

En enero de 2020 asumió como director nacional de Salud Mental y Adicciones, y si bien hubo algunas acciones en torno a la problemática de la salud mental, casi al inicio de su gestión, el 20 de marzo, se declaró la emergencia sanitaria y el aislamiento social preventivo obligatorio, en el contexto de la pandemia por COVID-19, y el Ministerio en su conjunto debió focalizar sus acciones en este sentido.

Durante los dos primeros meses de la nueva gestión se realizaron diversas instancias de organización y diálogo con un conjunto de instituciones. En tal sentido, se comenzó una articulación con la SEDRONAR a fin de afianzar líneas de abordajes referidas a consumos problemáticos. También, en trabajo conjunto con el Centro Ulloa, se puso nuevamente en funcionamiento un equipo interdisciplinario para la evaluación de daño psíquico a personas víctimas de terrorismo de Estado en el marco de las leyes reparatorias.

Se comenzó un espacio de diálogo con el Órgano de Revisión Nacional, el CCHSMyA, representantes de OPS y diversas organizaciones –Conferencia Basaglia, CELS, Red Argentina de Arte y Salud Mental, Asociación de Psiquiatras Argentinos, entre otras–, y se realizó una reunión de COFESAMA.

En el marco de la pandemia por COVID-19, la DNSMyA mantuvo comunicación permanente con las autoridades de salud mental y adicciones provinciales y creó un grupo de intercambio conformado por diversos actores y sectores del campo de la salud mental para lograr un seguimiento y monitoreo de la situación. Además, elaboró recomendaciones sobre el componente de salud mental en el marco de la pandemia a distintas poblaciones que fueron comunicadas a través de diversos documentos, entre ellos, el relacionado a las pautas para la atención de personas que están internadas en hospitales monovalentes de salud mental o en servicios de salud mental de hospitales generales, el documento con recomendaciones para equipos de salud mental referentes al cuidado de la salud mental de los trabajadores en hospitales generales, y el documento con recomendaciones para la atención de personas internadas por salud mental por caso sospechoso o confirmado por COVID-19.

También se elaboraron documentos acerca de la posición de la DNSMyA en relación a la necesidad de dar continuidad a los tratamientos en salud mental a través de la atención remota y sobre información para la población general que se encuentra en aislamiento.

Cuarto trazo cartográfico

Como se desprende de las políticas implementadas por la DNSMyA a lo largo de estos diez años, se trasparentó una particular dinámica cuya planificación y gestión implicaron tensiones y acuerdos dialécticamente imbricados con las legislaciones vigentes.

A partir de la sanción de la LNSM las políticas públicas deberían haber favorecido en forma explícita las prácticas sociales inclusivas que evitaran las internaciones en grandes instituciones monovalentes; sin embargo, y tal como se transparenta de su descripción, se observa una importante deuda en este campo.

Considerar a la salud como un derecho inalienable, y como un ámbito en el que la estructura económica y las relaciones sociales de producción y de intercambio de una sociedad son las que determinan el carácter de la relación de los procesos de salud-enfermedad-cuidado (Laurell y Blanco Gil, 1975; Laurell, 1986; Galli, 2019), permite ubicar a la políticas de salud mental determinadas por múltiples dimensiones que al contextualizarlas evidencian, tal como surge de esta breve descripción, los movimientos pendulares existentes en este campo.

En tanto espacio social en el que transcurren los procesos de salud, el sector salud se redefine permanentemente no solo en términos coyunturales sino también históricos, lo que implica que adquiere una dimensión de poder que incluye la disputa del poder cotidiano y el societal. La descripción diagnóstica de esta estructura, la interrelación entre el espacio social general y el específico de la salud permiten reflejar las circunstancias sociales, la estructura de clases y la dinámica histórica que genera la situación (Testa, 1995). Considerar este proceso social como un producto de procesos históricos pone en evidencia la necesidad de recontextualizar y analizar históricamente el problema de las políticas públicas en este campo, a tal fin este capítulo solo prende transparentar un conjunto de acciones realizadas durante estos años entendiendo que es necesario un estudio de estas en profundidad desde la perspectiva planteada.

Así, entendemos que el modo en que el Estado implemente la protección de la salud mental en el futuro dependerá del juego de fuerzas entre los diversos actores, de cómo se resuelvan las tensiones, y de la posibilidad de construir legitimidad y viabilidad para el cumplimiento de las normas legislativas vigentes.

Transcurridos estos diez años se observa la necesidad de implementar políticas acordes a la LNSM que produzcan las transformaciones necesarias y los giros imprescindibles para que esto ocurra. En este sentido, para dimensionar la profundidad de los cambios necesarios, en los dos capítulos que siguen –"La persistente violencia institucional: las venas abiertas del campo de la salud mental" y "Avances y retroceso en las trayectorias de prácticas alternativas y sustitutivas al manicomio"– exponemos las deudas pendientes de las políticas públicas, tanto referidas a la transformación de los hospitales monovalentes como a la construcción de prácticas territoriales y comunitarias.

Las venas abiertas del campo de la salud mental

La institución manicomial es una construcción social que varía histórica, cultural y contextualmente. En la década de 1970 Franco Basaglia la definió como una *institución de la violencia*. En el ciclo de debate realizado en México en 1975 dijo: "El manicomio en nuestro sistema social por más lindo que sea va a ser siempre un lugar de violencia, porque la única finalidad del manicomio es la de reajustar a la persona a las normas en las que vivimos" (Basaglia, 1986: 27). Este concepto ya había sido introducido en su libro *La institución negada*, donde estableció que "el signo que escinde y su violencia se individualizan en las prácticas psiquiátricas en los conceptos de: enfermedad, diagnóstico, técnica terapéutica y curación" (Basaglia, 1972: 14).

Es decir, el manicomio instituye la expresión constantemente reciclada de las formas de opresión de las personas con padecimiento psíquico y, tal como lo expresa Emiliano Galende, construye significados, valores y regula comportamientos (Galende, 2008); a lo que agrega Vicente Galli: son maneras de anulación de las existencias personales (Galli, 2019).

Inés Izaguirre nos ayuda a pensar el concepto de *violencia* y comprender su profundo sentido para el campo de la salud mental. Expuso que la violencia tiene lugar cuando un lazo social se basa en la fuerza, y es a la vez jerárquico y desigual. Se presenta en el encuentro entre sujetos con fuerzas desiguales en términos materiales y de conocimiento, y es en ese encuentro donde se realiza lo esencial del vínculo violento: el sometimiento de una de las partes (Izaguirre, 1998). Arthur Kleinman, Veena Das y Margaret Lock remiten el concepto de violencia al de *sufrimiento social*, entendiendo a este como el resultado de los daños devastadores que la fuerza social infringe sobre la experiencia humana. El sufrimiento es, en consecuencia, el efecto de la violencia que los órdenes sociales imprimen en los sujetos (Kleinman, Das y Lock, 1996).

Es así que la *violencia institucional* se caracteriza por ser permanente, porque se manifiesta a través de rutinas y costumbres que forman parte constitutiva de las pautas culturales del mundo institucional y, por lo tanto, no se percibe, no se ve, y comprende situaciones de poder que naturalizan la desigualdad y banalizan la impunidad (Izaguirre, 1998). Josefina Martínez afirma que la violencia institucional debe ser analizada como un elemento que forma parte de las pautas culturales, en nuestro caso del mundo manicomial, que no resulta ajena ni extraña a sus agentes, que forma parte de su lógica de acción y que estructura muchas de las prácticas de las agencias del sistema control (Martínez, 2002).

En la Argentina, luego del advenimiento democrático, el trabajo de la OPS conocido como "Informe Goldemberg"[1], de 1984, puso en escena las condiciones de los hospitales monovalentes a los que calificó también como instituciones de la violencia. El informe planteaba el importante deterioro del sistema, el aumento considerable del número de internados –que llegaba a 25.000– la sobrepoblación, la disminución de los recursos humanos, el incremento de las prácticas de aislamiento, el privilegio absoluto de la práctica psiquiátrica asilar, la implementación de prácticas represivas, y la anulación de todo intento de prácticas preventivas y de atención en el primer nivel (OPS, 1984).

---

1 El doctor Aldo Neri, Ministro de Salud, solicitó a la OPS un informe sobre la situación de la salud mental de nuestro país. Este fue realizado durante enero de 1984 por el doctor Mauricio Goldemberg, quien en ese momento se desempeñaba como asesor de dicha organización. Tal como lo expresa Alberdi (2003), esta solicitud adquirió un peso simbólico, ya que implicaba una decisión de transformación en el área.

Veinticinco años más tarde, el informe del CELS *Vidas Arrasadas. La segregación de las personas en los asilos psiquiátricos argentinos* (CELS y MDRI, 2008), ya abordado en este libro, no solo reafirmó el mismo número de usuarias y usuarios internados en estos espacios asilares, sino que también dejó al descubierto la violación a los derechos humanos al establecer que, con apoyo adecuado, estas personas podrían llevar adelante vidas productivas y sanas, y concluyó que:

> [...] la institucionalización masiva es, fundamentalmente, el resultado de decisiones políticas erróneas que se traducen en una mala asignación de los recursos gubernamentales y en la ausencia de planificación en políticas específicas que se orienten a proveer la atención a la salud mental centrada en la comunidad (CELS y MDRI, 2008: 136).

La violencia en el marco de los hospitales psiquiátricos

Colonia, asilo, hospital psiquiátrico, hospital monovalente, hospicio, manicomio; todas parecen ser nominaciones de una misma categoría institucional que refiere, actualmente, al internamiento crónico y desmedido en el campo de la salud mental. En ellas, la cura y el control son parte de un continuo que refiere a prácticas terapéuticas; pero también, y particularmente, a prácticas de olvido y sumisión (Faraone, 2012a).

El espacio del taller terapéutico

Un hecho vinculado a la violencia institucional ocurrido en el marco de una institución total (Goffman, 2004), en plena vigencia de la LNSM, que impactó considerablemente, fue la represión ejercida sobre usuarias y usuarios, así como sobre trabajadoras y trabajadores, legisladoras y legisladores, defensoras y defensores de los derechos humanos y sindicalistas, por la Infantería de la Policía Metropolitana el 26 de abril de 2013 en el Hospital Dr. José T. Borda, de la CABA, que dejó un saldo de cuarenta heridos. Este hecho de profunda violencia institucional mostró su presentación en términos de incidentes y situaciones violentas o tensas, y la violencia institucional y policial como difusas y ocasionales (Crivelli y Müller, 2016). Sin embargo, la violencia ejercida en el Hospital Borda se enmarca en una respuesta a los conflictos relacionados con el uso del espacio público (CELS, 2013).

En estos lugares se instituye la suspensión de los derechos de los ciudadanos (Guindi, 2013) y la norma es la implementación de la política de desamparo (Carman, 2011). En este contexto podemos pensar el manicomio en el sentido expuesto por Michel Foucault, como *heterotopías*; es decir, como aquellos espacios reales, efectivos, delineados por la sociedad misma, que son una especie de contraespacios. Espacios que pueden hallarse en el seno de una cultura y que están a un tiempo representados, impugnados o invertidos, una suerte de espacios que están fuera de todos los espacios, aunque no obstante sea posible su localización (Foucault, 1997).

El único objetivo del profundo grado de violencia perpetrado en aquella jornada era la ocupación del espacio donde, desde 1990, funcionaba un taller terapéutico al que asistían las usuarias y los usuarios, para ser utilizado por el Gobierno de la CABA para la instalación de un centro cívico. El taller protegido, finalmente, debido a la demolición del edificio y la destrucción de las herramientas durante este episodio, tuvo que mudarse a un nuevo espacio, con lo cual se discontinuó la tarea por largo tiempo. Las organizaciones sociales, junto con las usuarias y los usuarios, trabajadoras y trabajadores, debieron reunir fondos para reconstruir lo que se había perdido, dada la ausencia de una política en este sentido.

Otros hechos de violencia institucional

Más cercanamente, en 2017, en el informe de derechos humanos del CELS, se incorporó el capítulo "El recrudecimiento del dispositivo manicomial" en el que se resaltó la persistencia de la discriminación, estigmatización y la falta de tratamiento adecuado y respetuoso de los derechos humanos de las usuarias y los usuarios en ellos alojados (CELS, 2017b). Ese mismo año este centro de estudios presentó un nuevo informe, esta vez sobre la situación de las personas internadas en el Hospital Alejandro Korn, ubicado en Melchor Romero, provincia de Buenos Aires, que fue el resultado de una mesa de trabajo iniciada el año anterior a partir de una denuncia sobre el grado de abandono de los 526 usuarios y usuarias allí alojados. En el informe se exponía acerca del uso excesivo de la medicación, deficientes planes alimentarios, ausencia de tratamientos que tuvieran en cuenta las particularidades de la persona, condiciones edilicias peligrosas, abusos sexuales no problematizados, ausencia de tratamientos integrales en salud, entre otras violaciones a los derechos humanos (CELS, 2017c).

Muchas otras situaciones de este tenor se han registrado en los diferentes informes del Órgano de Revisión Nacional[2] sobre instituciones públicas y privadas de todo el país. Entre las situaciones de violencia destacadas podemos mencionar la persistencia de mantener las puertas de los pabellones cerrados con llave, la existencia de salas de aislamiento y prácticas de contención, el uso de terapia electroconvulsiva, las internaciones prolongadas por razones sociales, entre otras tantas.

Retomamos aquí, tal como se señaló en el capítulo anterior, que en febrero de 2019 se realizó en la ciudad de Sucre, Bolivia, una audiencia pública ante la Comisión Interamericana de Derechos Humanos sobre denuncias de tratos crueles, inhumanos y degradantes en hospitales

---

2 Ver https://bit.ly/2CnYtks.

psiquiátricos de la Argentina, de la que participaron organizaciones de derechos humanos y de usuarios, usuarias y familiares[3] y el Estado. En esta audiencia, Joel Hernández García, el relator sobre los Derechos de las Personas Privadas de Libertad, manifestó su preocupación por la situación de las personas internadas en hospitales psiquiátricos y requirió al Estado argentino un informe sobre las medidas que se desarrollaran, a los fines de superar las violaciones a los derechos humanos sobre la población en ellos alojados (CELS, 2019).

Violencia y género

En este apartando introducimos la cuestión que permite confluir locura y género tal como son en nuestra sociedad, es decir, a partir de una matriz netamente patriarcal (Miranda, 2019). Esta atraviesa las instituciones manicomiales generando un modo particular de violencia sobre un colectivo sobrevulnerado.

Mujeres en el hospicio

Un nuevo informe presentado por el CELS en 2017 expone una investigación sobre la violencia institucional ejercida sobre 217 mujeres (de entre 20 y 80 años) alojadas en el Hospital Alejandro Korn (con un promedio de 25 años de internación), donde se expresó la vulneración de los derechos vinculados al género y a los derechos sexuales y reproductivos de las usuarias (CELS, 2017d).

---

3 Las organizaciones que solicitaron esta audiencia fueron: Asociación Civil por la Igualdad y la Justicia, CELS, Centro por la Justicia y el Derecho Internacional, APUSSAM, ADESAM, Movimiento por la Desmanicomialización en Romero, Confluir, Xumek Asociación para la Promoción y Protección de Derechos Humanos y Comisión Asesora de Discapacidad de la UNLa.

En esta misma línea, el *Informe Anual 2018. El sistema de la crueldad* XII, de la Comisión Provincial por la Memoria de la provincia de Buenos Aires, puso en evidencia casos de agresiones sexuales de las que fueron víctimas mujeres del Hospital Dr. José A. Esteves, durante los años 2016 y 2017. A los efectos de su cuidado solo se dispuso una restricción perimetral de 500 metros a la redonda del hospital contra el trabajador denunciado, pero luego de que las mujeres fueran trasladadas a otras instituciones esta restricción fue dejada sin efecto (por el juez de garantías interviniente) y el abusador continuó desarrollando tareas dentro del hospital. En mayo de 2018, a partir de una inspección realizada por esta comisión en el mismo nosocomio, se tomó conocimiento de un nuevo caso de abuso sexual por el que ya existía una denuncia en curso. En su informe de 2019, la Comisión Provincial resalta que

> [...] el sistema reproduce y valida el orden sostenido sobre las jerarquías de poder impuestas por el patriarcado. Cuando además estas mujeres sufren un padecimiento mental, las dificultades se multiplican porque el estigma de la locura obtura la posibilidad del habla de las víctimas, porque se descree de su palabra (CPM, 2019: 243).

Estos informes nos dan pie a introducir el fenómeno denominado por María José Ruiz Somavilla e Isabel Jiménez Lucena como "feminización de la locura", a partir de la producción y reproducción de múltiples violencias hacia las mujeres ejercidas en los manicomios, entre las cuales se señalan la vulneración de la privacidad, la intimidad, la autonomía sexual y los derechos sexuales-reproductivos, y de la decisión sobre sus propios cuerpos. Estas manifestaciones de violencia hacia las mujeres encuentran su expresión más grave en los casos de abuso sexual y su concomitante descreimiento y silenciamiento propios de la cultura manicomial (Ruiz Somavilla y Jiménez Lucena, 2003).

La ausencia de la categoría de género

En el mismo sentido que venimos desarrollando, Renata Bega Martínez expone que la violación al derecho a la identidad de género, consolidada por la Ley 26.743, no es un asunto de poca importancia en los hospitales psiquiátricos en los que se ha llegado a presumir que el género es una categoría que carece de importancia (Bega Martínez, 2019). Solo a modo de ejemplo, en recientes investigaciones en el trabajo de campo, recorriendo el hospital psiquiátrico en la ciudad de Mendoza nos encontramos con una mujer trans[4] que debió permanecer durante un largo período de su internación en una sala de hombres, con lo cual se puso en evidencia la lógica heteronormativa dominante y se violó el derecho a la diversidad de identidades y de orientaciones sexuales garantizada por las legislaciones (Valero y Faraone, 2019).

Violencia en niñas, niños y adolescentes

Para los niños, las niñas y los adolescentes que atraviesan situaciones de sufrimiento psíquico el contexto es también de una transcendental gravedad. A pesar de la restricción impuesta por la LNSM, la institucionalización en el

---

4 Los debates conceptuales en la temática de género recibieron un nuevo impulso ya en el curso de la última década del siglo XX, tanto en la producción académica de la antropología, la sociología y otras ciencias sociales, como en el marco de movimientos sociales vinculados a denuncias de diversas formas de abuso y desigualdad, en particular en perjuicio de mujeres y de diversas identidades de género trans (Butler, 2006). Sin embargo, debió pasar un tiempo para que estos estudios tuvieran la mirada puesta en la situación de violencia de las usuarias de los servicios de Salud Mental. En este sentido, cabe destacar la reciente publicación del libro *Las locas. Miradas interdisciplinarias sobre género y salud mental*, compilado por Marisa Miranda, subdirectora del Instituto de Cultura Jurídica de la Universidad Nacional de la Plata (Miranda, 2019).

campo de la salud mental de las infancias y adolescencias ha aumentado considerablemente en los últimos años, hasta constituir uno de los problemas emergentes más complejos.

La infancia como blanco de encierro

Paradójicamente, mientras que políticas en el campo de la niñez disminuyeron las institucionalizaciones en hogares convivenciales, el incremento de las institucionalizaciones psiquiátricas mostró una importante tendencia progresiva (Barcala, 2018a). A pesar de que no se cuenta aún con datos en todo el país, es relevante mostrar este crecimiento en la CABA, jurisdicción donde existen al menos veintiocho instituciones que albergan a esta población (MPD, 2015).

A partir del trabajo realizado por la Unidad de Letrados de Personas Menores de Edad Art. 22 Ley 26.657, del Ministerio Público de la Defensa, encargada de la defensa técnica de todos los niños y niñas internados por razones de salud mental en la CABA (retomaremos esta institución en el capítulo "Actores emergentes previstos por la Ley Nacional de Salud Mental como garantes de los derechos humanos"), desde 2012 se relevaron internaciones con un rango etario entre cinco a diecisiete años, observándose un aumento en niñas y niños en situaciones socioeconómicas de gran vulnerabilidad o que estaban en situación de calle y con consumo problemático de drogas (MPD, 2015, 2016, 2019). Vale recordar además que, ya en 2010, un importante porcentaje de las niñas y los niños que fueron internados por razones de salud mental se encontraban privados de cuidados parentales (Gómez *et al.*, 2013), situación que sigue vigente en 2020. Una realidad alarmante mostraba que, entre el 1 de octubre de 2017 y el 30 de septiembre de 2018, esta Unidad de Letrados intervino en la defensa de 1.230 niñas, niños y adolescentes internados (MPD, 2019).

La realidad descripta se ve aún más crudamente al constatarse que un creciente número de niños, niñas y adolescentes continúan internados en instituciones conveniadas por el gobierno de la CABA, aun después de tener el alta médica del equipo profesional tratante y la disposición de cese de la internación del magistrado interviniente. Esta situación se produce por la falta de recursos adecuados para vivir y continuar con el tratamiento en forma ambulatoria (AGT, 2013). A ello se suma que los hogares convivenciales de atención integral, es decir, aquellos que tradicionalmente se ocupaban de las niñas y los niños con problemas asistenciales (los típicos casos de abandono material o moral, violencia y otros padecimientos) sufrieron una transformación convirtiéndose paulatinamente, a partir de 2007, en hogares terapéuticos y de atención especializada, lo que se tradujo en una mayor profesionalización y en consecuencia, la asignación de mejores montos percibidos per cápita (Barcala, 2015b). A partir de entonces estos hogares comenzaron a concentrar las características de las instituciones de internación psiquiátrica.

La vulneración de derechos en la infancia

A este abrumador número de internaciones en instituciones de tipo asilar en salud mental se suman, en el marco de estas, innumerables situaciones de vulneración de derechos que naturalizan dichas prácticas como respuesta privilegiada frente al sufrimiento psíquico y la vulnerabilidad social. En este contexto es frecuente la utilización de contenciones físicas y químicas, el aislamiento, el uso excesivo o indebido de la medicación, las vulneraciones del derecho a la identidad, la restricción a sostener vínculos afectivos o contactos con los familiares y a la escolarización. A estas medidas coercitivas de las que son objeto las infancias internadas por razones de salud mental se suman en muchas instituciones múltiples violencias, como agresiones físicas, maltrato emocional por parte de profesionales, violencia de género, violencia cultural y violencia sexual, que constituyen tratos crueles, inhumanos y degradantes (Barcala *et al.*, 2019a).

Asimismo, se manifiestan importantes desigualdades en el acceso al derecho a la salud, visualizadas en la deriva institucional que emprenden familias y referentes sin encontrar respuesta al sufrimiento de niñas, niños y adolescentes o a los cuidados integrales necesarios. Este circuito incluye un proceso de estigmatización a través de diversos etiquetamientos diagnósticos (Bianchi y Faraone, 2018), con la subsiguiente exclusión de los servicios asistenciales por considerar graves a las demandas, y concluyendo en la derivación a instituciones de internación como único recurso frente al intenso sufrimiento infantil.

De este modo se consolidan procesos de medicalización (Conrad y Potter, 2003; Faraone y Bianchi, 2018) y lógicas asilares (Barcala, 2015a, 2018a), que en tanto estrategias de gobierno de las infancias con intenso sufrimiento psíquico y en contextos de pobreza y/o privación de cuidados parentales, tienden al control y la normalización social (corrección, tratamiento y psicologización). Es en este escenario que investigaciones realizadas en la Argentina han evidenciado cómo se acentúan la biomedicalización y la farmacologización de las infancias (Faraone *et al.*, 2008, 2010; Bianchi y Faraone, 2015; Bianchi, 2016; Faraone y Bianchi, 2018) concluyendo que estos procesos instituyen prácticas de segregación en sus diversas variantes profundizando las desigualdades existentes y sobrevulnerando los derechos de estos niños y niñas (Barcala, 2018b; Guemureman, 2018).

Violencia vinculada a población con consumo problemático

Reiteradas denuncias provenientes de diversos organismos ponen en duda el cumplimiento del tratamiento de las adicciones en el marco de la LNSM, incluidas expresamente en el art. 4 de esta norma. Solo basta recordar como resistencia a este artículo la acción realizada por diversos grupos[5] que, por intermedio de la Asociación Antidrogas de la República Argentina, el 21 septiembre de 2016 presentaron la solicitud de derogación de este artículo ante la Comisión de Adicciones de la HCDN. Tal como lo expresa un documento del CCHSMyA, esta solicitud se enmarcó en la pretensión de sostener los lugares de encierro vinculados al paradigma que criminaliza al consumidor, facilitando el despliegue de políticas represivas (CCHSMyA, 2016).

La comunidad terapéutica como ámbito manicomial

Tal como lo expresa María Pía Pawlowicz, en el tema del consumo problemático aún está vigente la Ley 23.737, que penaliza la tenencia de drogas ilícitas para consumo personal con una pena de un mes a dos años de prisión, que el juez podría dejar en suspenso, y someter a la usuaria o el usuario a una medida de seguridad curativa por el tiempo necesario para su desintoxicación y rehabilitación. Generalmente este proceso se da en el marco de instituciones de encierro, mayoritariamente reconocidas con la denominación de "comunidades terapéuticas" (Pawlowicz, 2015). La penalización de la tenencia para consumo personal fue declarada inconstitucional por el fallo "Arriola" de la CSJN (Galante *et al.*, 2012; Corda, 2015). Sin embargo, hasta que se reforme la ley de drogas su aplicación puede dar lugar a diferentes interpretaciones.

Además, la Ley 23.737 colisiona con los lineamientos de la LNSM, que reconoce derechos y promueve respuestas innovadoras para esta problemática; no obstante, aún se cristalizan prácticas institucionales que infringen el cumplimiento de esta última. Así, una inspección realizada en

---

5 Acompañaron esta propuesta: Madres del Paco, Gloria Martínez, Ministerio Estrella de Belén, Gustavo Taraglio (detenido por rehabilitar adictos), Comunidad A 12 Pasos, Cienciología, Narconon, Madres en Lucha, Red de Madres y Familiares de Víctimas de la Droga, Asociación Vivir sin Drogas, y Red de Madres del NOA y el NEA (*El ojo digital*, 2016).

2017 por el Órgano de Revisión de la Provincia de Buenos Aires, perteneciente a la Defensoría de esa jurisdicción, motivó que a fines de ese año el Ministerio de Salud de la provincia clausurara la Comunidad Terapéutica San Camilo, por graves irregularidades (Defensoría de la Provincia de Buenos Aires, 2018). Vale recordar que esta comunidad contaba con antecedentes violatorios de los derechos de las usuarias y los usuarios. El caso más reconocido fue el de un joven mendocino que, en 2013, luego de haber sido encerrado en una celda de aislamiento y negarle la dosis de insulina que necesitaba, se lo halló muerto por suicidio.

En el informe de la Comisión Provincial por la Memoria de 2018, entre las vulneraciones de los derechos humanos relevadas en esta comunidad terapéutica se destacaron los casos de privación ilegítima de la libertad y afectación del vínculo afectivo familiar, importantes falencias edilicias, tratos y penas crueles, inhumanos y degradantes, proporcionados a las usuarias y los usuarios, así como la presencia de niñas y niños alojados junto a personas adultas. Si bien muchas de las internaciones comenzaban como voluntarias, ante la decisión de no continuar con ellas, las usuarias y los usuarios eran privados de su libertad coercitivamente, a la vez que se incomunicaba o censuraba las comunicaciones con el exterior. La Comisión Provincial por la Memoria radicó una denuncia penal (en la UFI 4 de Pilar) sobre su director, en la que se solicitó la investigación por los delitos de torturas, privación de la libertad, lesiones y amenazas, entre otros (CPM, 2018). Al año siguiente, el Órgano de Revisión de esa jurisdicción, junto a la Comisión Provincial por la Memoria, constató una situación similar en la comunidad terapéutica San Antonio[6], que finalmente fue clausurada en mayo de 2019 (CPM, 2019). En el informe anual 2019 se plantea que en las políticas y la asistencia a la

---

6 La comunidad San Antonio cuenta con denuncias penales en curso por la muerte de dos personas en los años 2013 y 2015, hechos por los cuales se investiga a sus directivos (CPM, 2018).

problemática del consumo de drogas el Estado está ausente y delega la atención en el subsector privado, no controlando sus prácticas, y aparece esporádicamente cuando salen a la luz graves vulneraciones de derechos acontecidas en esos lugares (CPM, 2019).

Por otra parte, el juez Civil, Comercial y de Trabajo de Villa Paranacito, Entre Ríos, junto con el defensor oficial, precedidas de evaluaciones interdisciplinarias realizadas por equipos técnicos profesionales del Poder Judicial y/o por el del Órgano de Revisión de Salud Mental de Entre Ríos, llevaron a cabo en 2019 diversos controles de legalidad sobre las internaciones en la comunidad terapéutica Programa Ibicuy de esa localidad, dado que esta institución se encuentra en medio del Delta entrerriano, en un lugar inhóspito, en donde es compleja la comunicación por cualquier medio. Se entrevistaron con las personas internadas, a las que pusieron en conocimiento de sus derechos, y supervisaron las condiciones de internación.

Este monitoreo, enmarcado en la LNSM, con el objeto de evitar violaciones de derechos humanos mientras transcurren internaciones involuntarias, motivó, tal lo refleja una nota periodística, que la Asociación Antidrogas de la República Argentina, la misma que había solicitado la derogación del artículo 4 de la LNSM, interviniera en defensa de la comunidad terapéutica cuestionada y denunciara las acciones del juez y el defensor (*Elentrerios*, 2019a). Poco después, otro artículo periodístico reproduce una carta presentada ante el Superior Tribunal de Justicia de esa provincia, realizada por un médico psiquiatra, también en defensa de la intervención de la comunidad terapéutica, señalando en el texto la siguiente afirmación: "Sr. Juez, afirmo [...] no son seres libres, son enfermos graves y se los debe tratar les guste o no y si esto se hace bien es exitoso" (*Elentrerios*, 2019b).

Esta situación llevó, siguiendo información periodística de esa provincia, a que la Asociación de Magistrados y Funcionarios del Poder Judicial de Entre Ríos, pidiera "el cese de acciones que atropellan el Estado de Derecho" recordando que "las normativas vigentes obligan a los miembros del Poder Judicial a controlar dichas internaciones, las que fueron dispuestas por motivos de salud mental y adicciones". También el Órgano de Revisión local apoyó el trabajo del magistrado y el defensor, estableciendo que

> En tanto el recurso terapéutico de internación involuntaria implica una privación de libertad, la ley obliga a los operadores judiciales a controlar estas medidas excepcionales que comúnmente son tomadas por los efectores del servicio de salud cuando la persona no se encuentra en condiciones de ejercer su autonomía y de consentir el tratamiento (*Entreriosahora*, 2019).

A modo de testimonio

Sobre el incumplimiento de la LNSM en lo referido a las violaciones de derechos de personas con consumo de drogas, queremos rescatar la posición de Patricia Pinto, integrante de la Red Norte de Personas Viviendo con VIH y miembro de la Red Argentina por los Derechos y Asistencia de los Usuarios de Drogas, fallecida en junio de 2017. En el marco de la Conferencia Nacional de Políticas de Drogas realizadas por Intercambios Asociación Civil dijo:

> La criminalización de los y las usuarias ayuda a la violación de los derechos humanos, acompañando sistemáticamente a la violencia física y psicológica. En el sistema de salud, los usuarios de drogas no son reconocidos como personas con derechos; son rechazados, ignorados, invisibilizados. Es un enfermo adicto, hay que curarlo, desintoxicarlo, rehabilitarlo. Se lo asocia con el delito y es sancionado. [...] Ya basta de ser señalados o señaladas por el poder punitivo prohibicionista como delincuentes marginales, que deben ser criminalizados o criminalizadas en aras del mandato legal. Revertir la carga probatoria, dejar de penar la tenencia simple, despenalizar el

> cultivo de cannabis para el consumo personal, permitir el uso medicinal de cannabis e incorporarlo como una herramienta más a las políticas de reducción de daños (Pinto, 2017).

Quinto trazo cartográfico

La descripción que realizamos en este capítulo solo analiza algunos ejemplos para dar cuenta de la complejidad social, cultural, política e institucional que implica el cambio de paradigma en el campo de la salud mental. Así también, se trató de exponer la crueldad que aún continúa presente en las prácticas desarrolladas en las instituciones de encierro, y los avances, conflictos y desafíos que involucra la institucionalización hacia la construcción de modelos alternativos y sustitutivos tal como lo establece la LNSM.

El contexto muestra, parafraseando a Eduardo Galeano, "las venas abiertas del campo de la salud mental", esas deudas pendientes en las políticas públicas productoras de violencia institucional que, como esboza Sofía Tiscornia, "se encuentran hurgando en el trajinar acostumbrado y diario de las burocracias y sus hábitos, en las redes de sociabilidad que sus agentes tejen hacia adentro y hacia fuera de las instituciones" (Tiscornia, 2004: 8). Violencia institucional enquistada en los hospitales psiquiátricos, en los hogares de niñas, niños y adolescentes, en las comunidades terapéuticas para personas con uso problemático de drogas, y que violan sistemáticamente los derechos humanos de las personas con sufrimiento psíquico contemplados por la LNSM y otras normativas nacionales e internacionales.

Sin embargo, un aspecto que nos interesa resaltar es la emergencia de instituciones creadas por la LNSM –como el Órgano de Revisión Nacional, el CCHSMyA o la Unidad de Letrados Art. 22 de la Ley 26.657–, cuyo accionar describiremos en el capítulo "Actores emergentes previstos por la Ley Nacional de Salud Mental como garantes de los derechos humanos", que junto al de otras organizaciones de la sociedad civil se constituyen como verdaderos actores del Estado. Mario Testa, en su conceptualización define a estos como "aquellos sujetos u organizaciones que adquieren la capacidad de introducir temas de debate en la agenda del Estado" (Testa, 2007: 251). Como se ve, esta definición es tautológica, aunque tiene la virtud de destacar el tema de la agenda, que para Testa es el fundamento básico de la política.

Así, un problema lo es cuando se lo *problematiza,* esto es equivalente a decir cuando se incorpora a la agenda del Estado, a través de las acciones de los actores sociales. El debate en el Estado decidirá la forma en que se enfrentará (o no enfrentará) el problema planteado (Testa, 2007).

Así, el problema de la crueldad y la violación sistemática de los derechos humanos en el campo de la salud mental expuesta a través de estos relatos permite dimensionar también un conjunto de actores sociales que introducen en la agenda del Estado este problema, abriendo acciones vinculadas a la institucionalización de la LNSM en la micropolítica.

Avances y retrocesos en las trayectorias de prácticas alternativas y sustitutivas al manicomio

Las prácticas alternativas y sustitutivas al manicomio crean espacios de producción de nuevas racionalidades en el abordaje del sufrimiento psíquico que conllevan a la institucionalización de experiencias nuevas en el campo de la salud mental. Sara Ardila Gómez y Emiliano Galende plantean que las prácticas en salud mental desarrolladas en la comunidad constituyen un giro en la atención que involucra tres dimensiones. Una de ellas se relaciona con la implementación de servicios próximos a la comunidad, en desmedro de la hospitalización psiquiátrica; otra atañe a la práctica de la prescripción basada en la autoridad del profesional, transformada en una que involucra al sujeto en toda su dimensión y complejidad, con respeto de sus derechos; y la última se vincula a la construcción de un sujeto activo, participe y protagonista de su tratamiento (Ardila Gómez y Galende, 2011).

De este modo, en el campo de la salud mental las prácticas alternativas y sustitutivas a las manicomiales involucran la construcción de una *clínica ampliada*; es decir, tal como refiere Ana María Pitta, una clínica que incluye el cuidado personalizado inserto en un encuadre ético de no abandono y enmarcado en un acogimiento responsable (Pitta, 1996). En el sentido aquí expuesto, la noción de *cuidado* no la asumimos como un nivel de atención del sistema de salud, ni como un procedimiento técnico simplificado, sino como una acción integral, con sentidos y significados orientados a la comprensión de la salud como un derecho del sujeto. La integralidad asume un componente político centrado en la crítica de saberes y poderes instituidos compuestos por prácticas cotidianas que habilitan a los sujetos en los espacios públicos a engendrar nuevos órdenes sociales e institucionales (Pinheiro y Guizardi, 2008).

Así, en las prácticas comunitarias, la relación de las usuarias y los usuarios con los territorios asume un modo muy singular que toma dicha construcción como una instancia subjetivante. Tal como especifica Emerson Merhy, el concepto de *territorio* se constituye como algo existencial y situacional, en tanto socialmente constituido es referencial y cultural (Merhy *et al.*, 2012).

Entendemos, entonces, que las prácticas territoriales que son alternativas y sustitutivas a las manicomiales instituyen una amplia variedad de dispositivos (Foucault, 1991) que tejen redes de asistencia y permiten enlazar *trayectorias* de acceso cubiertas en procesos sociales e institucionales diversos (Faraone *et al.*, 2011). Estas trayectorias reflejan construcciones de prácticas creativas, ricas en la diversidad, que se dirigen a la ampliación de la autonomía en la vida de las usuarias y los usuarios permitiendo el nacimiento de redes sociales inclusivas (Merhy, 2007). La aproximación al concepto de *trayectoria* como una idea que permite la visualización de los itinerarios en el acceso a los servicios de salud (Silveira *et al.*, 2011), admite descentrar el análisis de lo coyuntural para observar el entramado práctico discursivo que organiza estos espacios en el territorial. Tal problematización pone en evidencia, como desafío epistemológico, la necesidad de generar nuevas conceptualizaciones de demanda y oferta, entendidas como partes mutuamente imbricadas en procesos de producción y reproducción de saberes y prácticas incluyentes (Faraone, 2012a); estas últimas no solo referidas a la asistencia, sino también a las funciones de promoción, prevención y rehabilitación.

Aunque la LNSM establece la implementación en la comunidad de prácticas alternativas y sustitutivas de la internación monovalente, tal como mencionamos, estas han encontrado límites a partir de las políticas públicas desarrolladas en Argentina, particularmente las políticas sociales y de salud.

En este sentido, vale también señalar que muchas de las prácticas alternativas a las hospitalocéntricas que fuimos analizando en nuestras investigaciones eran anteriores a la sanción de la LNSM y, de alguna manera, crearon mojones que contribuyeron al propio texto de la norma. En 2020, a diez años de su implementación, se continúan vivenciando avances y retrocesos pendulares (Zaldua, 2014; Augsburger, Gerlero y Taboada, 2016); en algunos casos las experiencias se fortalecieron y en otros solo fue posible su sostenimiento, que quedó vinculado a grupos de trabajadoras, trabajadores, usuarias, usuarios y familiares que apostaron a su implementación; pero también hubo experiencias que fueron castigadas, desfinanciadas y finalmente desarticuladas. Estas últimas estuvieron ligadas a procesos gubernamentales neoliberales (Murillo, 2015) que, en los diferentes ámbitos jurisdiccionales, avanzaron en detrimento del sistema de salud en general y de salud mental en particular.

Prácticas extramurales

El problema de la innecesaridad de mantener las grandes instituciones psiquiátricas, y la importancia de construir prácticas alternativas y sustitutivas de salud mental en el territorio, fue enunciado como política pública al retornar el país a la democracia. Durante el período en que Vicente Galli encabezó la Dirección Nacional de Salud Mental, entre 1984 y 1989, se planteó la democratización de las relaciones de poder institucional a través de la generación de cambios sustantivos en los modelos de abordaje, lo que posibilitó la creación de propuestas alternativas en los servicios y una tendencia a la disminución de las internaciones en los manicomios. Galli organizó estas intervenciones fundadas en una mirada de la salud mental que quedó plasmada en un documento del año 1987, como: "el derecho de las personas y las comunidades, constituyendo deber del Estado su cuidado, coordinando sistemas que hagan a su promoción, a la prevención de patologías y a la asistencia y rehabilitan eficaces cuando ellas son necesarias" (Galli, 1987). Y agrega en el mismo documento:

> [...] la promoción y atención de la salud mental es estimuladora de actitudes comprometidas y responsable en los propios conflictos y en los de la comunidad, generadora de inquietudes creativas y cuestionadoras, cuidadosas del respeto por el pensamiento, reparadora y rehabilitadora de crisis y desajustes. Es por eso factor central del desarrollo, de la calidad de vida de las personas y de la transformación del sistema de relaciones sociales en lo que hace a la participación y la solidaridad (Galli, 1987).

Afianzada en estos lineamientos, en ese momento se iniciaron, tanto a nivel nacional como en distintas provincias del país, experiencias puntuales de modificaciones en las prácticas cotidianas, como modelos más abiertos en el seno de la institución monovalente tales como asambleas, trabajos grupales, talleres y estrategias extramuros, entre las que se desatacaron el trabajo con familias y la articulación interinstitucional (Faraone, 2012a, 2015). En 1988 se consolidó en la provincia de Río Negro el cierre del Hospital Psiquiátrico de Allen y, al mismo tiempo, se fortalecieron estrategias de abordajes desde los hospitales generales, así como prácticas comunitarias, y el desarrollo de cooperativas de trabajo (Faraone, 2012a; Cohen y Natella, 2013). Más tarde, en 1997, en la provincia de San Luis se cimentó la transformación del hospital monovalente en polivalente (Pellegrini, 2001, 2009).

En esta misma línea podemos citar también el cierre de la unidad psiquiátrica de la cárcel de Coronda, conocida como el "Corralito", ocurrido en 2008 en el marco del Programa de Sustitución de Lógicas Manicomiales en la Provincia de Santa Fe (Faraone *et al.*, 2011). El Programa incluyó, además, un conjunto de estrategias que derivaron de una lectura de los problemas subjetivos, sociales, jurídicos y culturales del campo de la salud mental, y que contuvieron innovadoras prácticas vinculas a instancias comunitarias y territoriales, como así también de abordajes con población privada de libertad y prácticas judiciales con la conformación de las juntas especiales, entre otras (Faraone y Valero, 2013).

Sin embargo, hubo muchas otras experiencias que, sin lograr la sustitución definitiva de la institución monovalente, instituyeron procesos des/institucionalizadores y consolidaron experiencias en el territorio, creando coordenadas para la sustitución definitiva del espacio manicomial. A pesar de lo cual la institucionalización de estos dispositivos no ha sido una praxis consolidada como política pública. Aunque muchas experiencias surgen a través de espacios ministeriales, direcciones de salud mental de diversas jurisdicciones, su continuidad en el tiempo queda a la deriva de los cambios políticos e institucionales. Podríamos sostener que su institucionalización y persistencia en el tiempo es posible, tal como se señaló, por el compromiso de grupos de profesionales y de la participación de las usuarias, los usuarios y sus familiares.

A fin de poder dimensionar el alcance de estos movimientos que instituyen prácticas, en muchos casos autogestionadas al propio interior de las instituciones públicas, nos parece pertinente a continuación detallar algunas de ellas. No es el objetivo de este apartado abordar todas las experiencias comunitarias consolidadas en la Argentina, que seguramente daría para la escritura de otro libro, sino apuntar algunas que, perteneciendo al subsector público estatal, surgieron vinculadas a los espacios hospitalarios monovalentes con el objeto de consolidar los procesos de externación, sostén comunitario, o evitar las internaciones o reinternaciones.

Viviendas asistidas

El PREA fue creado en 1999[1] en la provincia de Buenos Aires con el objetivo de desarrollar procesos de integración de las usuarias y los usuarios con largos períodos de internamiento, particularmente, de aquellas sin lazos sociales ni familiares. Nos referimos aquí al PREA del Hospital Dr. José A. Esteves, donde este programa tuvo especial desarrollo, el equipo de trabajo decía que "su sustentabilidad opera como *efecto de demostración* de que la desmanicomialización no es una sofisticada utopía, sino una artesanía que puede ponerse en marcha a partir de los recursos económicos y de los trabajadores del sistema público de salud" (Cáceres *et al.*, 2009: 307).

María Rosa Riva Roure, junto a otras autoras, narra que este programa articula con el Centro Comunitario Libremente, donde se llevan adelante diversas actividades de las cuales participan mujeres del PREA y de la comunidad, a fin de conformar lazos sociales con distintas propuestas que incluyen el arte, la actividad física y el aprendizaje laboral (Riva Roure *et al.*, 2009). Apoyadas en definiciones de Benedetto Saraceno, las autoras establecen que la instancia de creación de lazos sociales se expresa como aquellos lugares que posibilitan el intercambio y consolidan estrategias de afrontamiento junto a familiares o vínculos afectivos de la persona (Saraceno, 2003).

---

1 Por Resolución N.º 001832/1999 del Ministerio de Salud de la Provincia de Buenos Aires para su instalación en todos los hospitales monovalentes de la provincia.

El PREA se financia por un subsidio del Ministerio de Salud de la Provincia de Buenos Aires, desde donde se pagan los alquileres de las viviendas y los honorarios de una pequeña parte de los trabajadores, el resto es personal de planta del hospital.

Este programa ha pasado por varias situaciones problemáticas, principalmente de orden económico, que tuvo un fuerte impacto subjetivo tanto en las mujeres externadas como en el equipo tratante (Riva Roure *et al.*, 2019). Por ejemplo, ante la falta de pago por parte de las autoridades provinciales del alquiler de las viviendas, en varios casos se vieron a punto de tener que abandonarlas, y fueron las trabajadoras y los trabajadores quienes lograron sostener el proyecto y desarrollar su continuidad, con las diecinueve casas y más de setenta usuarias viviendo en el territorio. Con el cambio de gobierno en la provincia de Buenos Aires, en diciembre de 2019, a veinte años de la inauguración de la primera casa, comenzó una nueva etapa ya que quienes han sostenido este programa fueron nombradas máximas autoridades del hospital.

Para dimensionar los alcances del PREA recuperamos las palabras de una de las usuarias, Ana, de 53 años, quien le relató su experiencia a Sara Ardila Gómez para la investigación que se refleja en su libro *En nombre propio. Relatos de vida de mujeres que tuvieron internaciones psiquiátricas prolongadas y ahora viven en la comunidad*:

> Ya tenía esperanza de salir. Antes me angustiaba mucho la idea de estar bien y seguir internada, no tener a donde ir [...]. La salida fue volver a vivir. Eso fue hace un año. Es la primera vez en mi vida que me siento feliz [...]. El PREA me dio la posibilidad de vivir en una casa, con tres mujeres, no sola, pues yo jamás hubiera podido salir del hospital sin la ayuda del PREA [...] (Ardila Gómez, 2019: 70).

Dispositivos intermedios

En esta instancia queremos mencionar, como ejemplo, el dispositivo conocido como "Centro Franco Basaglia" ubicado en la localidad de La Plata, provincia de Buenos Aires, inaugurado en 2007 y dependiente del Servicio de Externación del Hospital Alejandro Korn. También se crearon al mismo tiempo otras dos instancias extramurales, la Casa de Prealta y el Centro de Día Pichón Riviere. En el Centro Basaglia transitan aproximadamente cincuenta y cinco usuarias y usuarios; algunos de ellos están en proceso de alta del hospital, otros han sido externados de ese nosocomio y viven en pensiones rentadas por ellos mismos, y otros, pocos, viven con sus familias o en casas de convivencia. El tema de la vivienda surge como uno de los principales problemas a enfrentar, ya que el costo de los alojamientos les consume gran parte de sus pensiones no contributivas, además de que en ese tipo de residencias en general viven en malas condiciones.

El equipo de trabajo está conformado por quince profesionales rentados, de los cuales algunos comparten medio tiempo con el hospital (IDEP, 2019). Se desarrollan las actividades de acompañamiento para el desempeño de la vida en el territorio, tales como la prescripción de la medicación, los grupos terapéuticos, la distribución de bolsones de comida y ropa, así como otros elementos necesarios para la subsistencia diaria.

El centro de día se articula con distintos tipos de talleres organizados por la ONG conocida como "Movida de Locos", donde se trabaja con emprendimientos productivos o emprendimientos sociales. Entre ellos, la Cucina de Franco, la radio Gladiadores de la Sonrisa y el Viverito, donde se producen de cactus, crasas y suculentas. Estas actividades se desarrollan bajo la propuesta de que la inclusión social a través de la dimensión del trabajo es un derecho (Guaresti, 2018).

El Centro Basaglia tampoco vivió un proceso sencillo. Pasó momentos de incertidumbre a partir de que, en el año 2018, se puso en venta el inmueble donde se desarrollaban las actividades, alquilado por el Ministerio de Salud de la Provincia de Buenos Aires, a partir de lo cual se corrió el riesgo de que trasladaran el dispositivo territorial al predio del hospital. Esta situación fue resistida por las trabajadoras y los trabajadores que, junto a la Asociación de Usuarios, Familiares, Amigos y Trabajadores Anti Manicomios (AUFATAM), organizaran un abrazo a ese espacio del que participaron más de 150 personas. También enviaron una carta al ministro de Salud, acompañada con más de 3.500 firmas, solicitando la urgente solución al problema. Estas acciones llevaron a que las autoridades provinciales y hospitalarias dieran soluciones a la situación y hoy el Centro Basaglia continúa sus actividades en un espacio territorial diferenciado del hospital.

Estructuras intermedias

Nos interesa aquí mencionar un dispositivo de apoyo a la vida en la comunidad ubicado en una jurisdicción donde no existen instituciones monovalentes. La construcción de estos dispositivos alternativos insta a impedir la reproducción de las lógicas manicomiales en otras instancias de internamiento. En este sentido, una experiencia que se viene desarrollando desde 2007 es el Centro Cultural Comunitario Camino Abierto, en el marco del Hospital Zonal de Bariloche, provincia de Río Negro.

Este dispositivo, ubicado en una casa alquilada por el Ministerio de Salud provincial, creó un espacio territorial que implementó la realización de talleres culturales, recreativos y laborales dirigidos a las usuarias y los usuarios de salud mental que hubieran pasado por una internación, en su cuadro agudo, en ese hospital. Tal como señala su coordinadora, Mirta Elvira, a partir del paradigma de salud mental comunitaria y sostenida en una práctica interdisciplinaria e intersectorial, esta experiencia se enmarca en la Ley 2.440 de Promoción Sanitaria y Social de las Personas que Padecen Sufrimiento Mental, que los rionegrinos llaman Ley de Desmanicomialización (Elvira, 2012); tal como ya hicimos referencia, esta norma fue un antecedente medular para redacción de la LNSM.

La apertura del Centro Cultural Comunitario Camino Abierto fue fruto de un intenso compromiso por la construcción colectiva de trabajo conjunto de la comunidad con vecinos, talleristas, trabajadores de la salud, usuarias, usuarios y familiares en un clima de respeto, entendimiento y comprensión, que puso el eje en la institucionalización de espacios que permitieran disminuir los estigmas y la exclusión social de aquellas personas con sufrimiento psíquico. Así, Camino Abierto constituye un espacio diferenciado del ámbito hospitalario y cuenta con un enfoque que articula el trabajo y el arte para promover el desarrollo de las capacidades intelectuales, artísticas y físicas de las usuarias y los usuarios, atendiendo a la singularidad de cada persona desde una perspectiva que incluye su participación.

La inclusión social organiza el eje principal de esta propuesta, como así también la recuperación de la identidad, la dignidad y el respeto, por lo que resulta una experiencia potente en el abordaje de la sustitución de lógicas manicomiales.

Entre las actividades que se encuentran instituidas podemos mencionar el grupo de teatro y literatura la Compañía del Mate, la murga Salto de la Alegría y los emprendimientos laborales Mostrando la Hilacha y Grupo Arte-Sano. También en este caso, en el transcurso de estos años, el centro cultural ha pasado por diferentes vicisitudes vinculadas a la falta de financiamiento, lo que redundó en la imposibilidad de desarrollar una mayor cantidad de actividades.

Programas comunitarios en infancias

Nos interesa en este espacio retomar algunas experiencias que han sido fundantes en la construcción de dispositivos alternativos y sustitutivos a los hospitalocéntricos. Sin embargo, el desarrollo de acciones vinculadas a niñas, niños y adolescentes se transforman en un gran desafío dado que, como se viene analizando en recientes investigaciones (Barcala, 2011, 2019; Barcala *et al.*, 2019b), no constituyen aún prioridades en las políticas públicas.

Experiencias de abordaje psicosocial

Un dispositivo que puso en evidencia lo que acabamos de señalar es el Programa de Atención Comunitaria, destinado a niñas, niños y adolescentes con trastornos mentales severos, que se desarrolló en el Centro de Salud Mental N.º 1, del ámbito de la Dirección de Salud Mental del Gobierno de la CABA, entre 2006 y 2012 (Barcala y Torricelli, 2013).

Comenzó favoreciendo el acceso a los servicios de salud mental de niñas, niños y adolescentes con padecimiento psíquico severo y vulnerabilidades sociales, evitando la exclusión y el desalojo de espacios sociales, garantizando sus derechos e impidiendo nuevas internaciones en espacios monovalentes, en ese momento vinculadas principalmente al Hospital Infanto-Juvenil Dra. Carolina Tobar García (Barcala *et al.*, 2009; Barcala y Torricelli, 2013). Constituyó un esfuerzo colectivo por el desarrollo de instancias que respetaban las circunstancias singulares, sociales e históricas, y potenciaban las capacidades de las niñas, los niños y los adolescentes sin reducirlos a ser un objeto de un saber disciplinar o de prácticas tecnocráticas que operan segregando a las infancias con mayor vulnerabilidad. De este modo se proponía evitar las internaciones psiquiátricas en la niñez.

El Programa de Atención Comunitaria instituyó una praxis que integraba la investigación académica, lo clínico, el trabajo comunitario y la dimensión político-social. A la vez, implementó un abordaje interdisciplinario, de capacitación permanente de recursos humanos y de configuración de redes intra e intersectoriales, lo que permitió poner en diálogo a los diversos actores intervinientes y promover una pluralidad de encuentros que dio valor a la palabra de niñas, niños y adolescentes, y los acompañó en su singular modo de constitución subjetiva, construcción de lazos sociales e inclusión en la comunidad.

En 2012, en plena vigencia de la LNSM, durante la gestión neoliberal de Mauricio Macri, a raíz de presiones de la corporación de médicos municipales, y a pesar de la lucha de trabajadoras y trabajadores de salud mental, familiares de las niñas, los niños y los adolescentes, y a un conjunto importante de otras instancias institucionales gubernamentales y de la sociedad civil, las autoridades políticas del área desarticularon el Programa de Atención Comunitaria. Uno de los motivos centrales lo constituyó el cierre del Hogar Terapéutico IMAI, objeto de múltiples denuncias de vulneración de derechos de las niñas, los niños y los adolescentes, tal vez uno de más significativos procesos de des/institucionalización que se desarrollaron en la Argentina para este grupo etario.

Otra experiencia innovadora desarrollada en la CABA la constituyó el Programa Cuidar-Cuidando, creado en 1990. Constituyó un dispositivo de reinserción social destinado a niñas, niños y adolescentes derivados del Hospital Infanto Juvenil Dra. Carolina Tobar García, Centros de Salud Mental, Hospitales de Día del Gobierno de la CABA y Centros Educativos para la Atención de Niños con Tiempos y Espacios Singulares. En el dispositivo las niñas, los niños y los adolescentes desarrollaban tareas en el Zoológico como aprendices, junto a los cuidadores de animales, en un vínculo que los ayudó a redefinirse a sí mismos y en su relación con los profesionales que los atendían; dejaban su posición de pacientes y se comportaban de modo distinto al que manifestaban en el ámbito hospitalario (Vasen y Massei, 2006). Asimismo, los profesionales desempeñaban roles diferentes al investir nuevos vínculos con efectos terapéuticos alternativos y proponer la generación de un lazo entre los cuidadores y los aprendices (De Gemmis, 2018). De esta manera, con esta práctica interdisciplinaria e intersectorial se favorecía no solo a una recuperación clínico-terapéutica, sino también la producción de cambios en el modo de lazo social de las niñas, los niños y los adolescentes participantes, con lo cual constituía un puente hacia el afuera.

El Programa Cuidar-Cuidando formaba parte de las propuestas de la Dirección de Salud Mental del Gobierno de la CABA y su financiación era mixta, ya que los profesionales del equipo pertenecían a la planta del Hospital Tobar García y el Zoológico, que además aportaba recursos tales como almuerzos y becas. Las niñas y los niños más pequeños desarrollaban actividades en los corrales, la plaza de juegos y compartían la merienda. Los adolescentes asumían responsabilidades sobre los animales y zonas de trabajo, en una vinculación más fuerte con el cuidador y los saberes que este les transmitía. Los animales operaban como intermediarios y, si bien lo lúdico impregnaba el quehacer, el eje de la propuesta era aprender un oficio. Al habilitar una escucha desprofesionalizada o "fuera de serie", como la denominaba el propio equipo (De Gemmis, 2018), todo el desarrollo, de diferentes maneras, producía efectos terapéuticos (Papiermeister *et al.*, 2009). Esta experiencia se sostuvo hasta 2018, cuando se privatizó el Zoológico.

En ambas prácticas relatadas, la Convención de los Derechos del Niño y los posicionamientos y desarrollos teóricos, epistemológicos y éticos de Julio Marotta y Fernando Ulloa, a quienes se sumaba Silvia Bleichmar en el Programa de Atención Comunitaria, constituyeron los fundamentos que guiaron la construcción de una praxis en la que, desde una mirada psicoanalítica y una perspectiva de derechos humanos, apostaron a la subjetividad en un horizonte de potencialidad y neogénesis.

Programas alternativos a las comunidades terapéuticas

Los programas asociados a intervenciones comunitarias y territoriales que se enfrentan a las prácticas asilares, particularmente aquellas asociadas a largos períodos de reclutamiento en comunidades terapéuticas se asocian, particularmente, al fortalecimiento de estrategias de reducción de daños y de riesgos a través de una posible articulación entre procesos que operen a nivel microsocial (Menéndez, 2012).

Por lo general, estos programas se dirigen a los usuarios de drogas con mayor grado de vulnerabilidad social y que no tienen, o poseen escaso contacto con los dispositivos sanitarios y sociales. Así, estos dispositivos emergen en un importante grado de flexibilidad en sus propuestas adecuándose a las características de las usuarias y los usuarios, así como de la comunidad donde se implementan (Galante *et al.*, 2009).

Estas experiencias estuvieron diseminadas en distintas regiones del país, con especial profundización en aquellas provincias que habían asumido un proceso de reforma en el campo de la salud mental, como Río Negro y Santa Fe. Los dispositivos de reducción de daños se crearon con el objetivo de construir procesos de intervención sobre las barreras de accesibilidad que se expresan, tal como lo sostiene Paula Goltzman: "no solo en aspectos geográficos y económicos sino también en debates más profundos vinculados a la eficacia de algunos discursos terapéuticos" (Goltzman, 2015: 45).

En estas experiencias, la proximidad no solo tiene una dimensión física, sino también simbólica y, en este sentido, las desarrolladas por instituciones de la sociedad civil fueron fundantes para la institucionalización desde esta perspectiva. En este marco, la Asociación Civil Intercambios, vinculada al fortalecimiento de prácticas territorial desde la reducción de daños (Touzé *et al.*, 2001), constituyó hitos afines a la perspectiva de los derechos humanos para la población con consumo problemático. También en esta línea de acción se encuentra la Asociación de Reducción de Daños de Argentina, que trabaja en espacios comunitarios a fin de favorecer la aproximación sanitaria y social mediante la participación en el desarrollo de programas de información respecto de las sustancias (Granero, 2017).

Un dispositivo extramural desde un hospital público

Vinculado a estas prácticas, durante la gestión de Edith Benedetti en el Hospital Nacional de Salud Mental y Adicciones Lic. Laura Bonaparte, entre 2013 y 2015, se implementó un dispositivo extramural en el barrio Zavaleta de la CABA, en una casa entregada en comodato al hospital por la justicia, que además tenía un peso simbólico para el barrio ya que fue el lugar donde asesinaron a Kevin Benego, de 9 años de edad, en medio de un enfrentamiento entre bandas narcos (*La Poderosa*, 2013).

La "Casa Amigable", como se denominó, constituyó la posibilidad de desarrollar un dispositivo desde la perspectiva de reducción de riegos y daños en una institución pública sanitaria a partir de la intervención en el entrecruce del desamparo social y el subjetivo. Tal como señala la propia Edith Benedetti, se abordó la posibilidad de trabajar con intervenciones de un umbral mínimo de exigencia, es decir, que se pudiera asistir, dormir, al otro día irse y al otro día volver, sin horarios preestablecidos, tratando de llegar a aquellos sujetos que no concurren habitualmente a los dispositivos con mayor grado de formalidad (Benedetti, 2014).

Vale remarcar que la Casa Amigable fue diseñada, sobre todo, para chicos y jóvenes que están en situación de calle o de pasillo, es decir, de los pasillos de la villa. Constituyó un espacio donde desarrollar actividades de la vida diaria, así como iniciar un trabajo con el equipo, a través de grupos, talleres, actividades artísticas, es decir, actividades que convocaran a los sujetos con consumo problemático y fueran tendientes a instituir nuevos lazos sociales y acompañar la posibilidad de no estar en la calle y consumiendo. Si bien se planificó para funcionar durante las veinticuatro horas, no logró habilitarse durante la noche, y en 2016, ya con otros actores políticos y sin respaldo institucional para una intervención tan sensible como la que proponía, se cerró. Los equipos territoriales de atención, promoción y asistencia del sector se reconfiguraron con nuevas propuestas autogestionadas (Ghiselli *et al.*, 2018) y un año más tarde el espacio, que seguía perteneciendo al hospital, se refuncionalizó como centro de atención primaria.

Estas experiencias territoriales de reducción de daños colisionaron con la política de seguridad llevada a cabo en el período 2015-2019, cuando se endurecieron las políticas prohibicionistas-abstencionistas y se legitimaron instancias de control social duro (Pavarini, 1994a) sobre estas poblaciones sobrevulneradas, en especial los adolescentes y jóvenes pobres. Cabe destacar que en 2019, apenas asumió el gobierno de Alberto Fernández, comenzaron a plasmarse otras posibilidades de intervención, con el retorno de Edith Benedetti a la Dirección del Hospital Bonaparte.

La cogestión público-ONG

En otra línea, pero en el mismo sentido de evitar la internación crónica de las usuarias y los usuarios con consumo problemático, desde mediados de la década de 2000, el Programa Andrés Rosario, de la provincia de Santa Fe, implementa dispositivos en clave de montajes complejos que tienen como objetivo colocar a las usuarias y los usuarios como sujetos activos en la construcción de un proyecto terapéutico. En este sentido, legitima en sus prácticas una concepción vinculada a tres aspectos: el sujeto de derecho, la salud como derecho y la producción de la subjetividad; de ahí que la idea fuerza se funda en una transformación institucional en clave de acompañar trayectos de vida.

Así, la trayectoria en estos dispositivos se enlaza en un conjunto de acciones que acompañan en forma ambulatoria a las usuarias y los usuarios. Entre ellos, el Dispositivo Cultural Terapéutico, un centro de día que funciona por la mañana, y el Centro Cultural, que funciona por las tardes con actividades tales como talleres de tatuaje, panadería, talabartería y fotografía. Además, el Programa Andrés Rosario desarrolla el dispositivo ambulatorio intensivo para adultos Barrilete Cósmico, vinculado a usuarias y usuarios con largas trayectorias de internación en instituciones monovalentes, públicas o privadas, con padecimientos psíquicos severos y vulneración social. Por el conjunto de estos dispositivos transitan aproximadamente 120 usuarias y usuarios.

Es interesante señalar que, desde hace aproximadamente siete años, el Programa Andrés Rosario desarrolla en cogestión con el Estado (municipal y provincial) algunas de las actividades aquí descriptas. Tal como se sostiene en el documento de la organización titulado "La transformación de los dispositivos de asistencia de PAR [Programa Andrés Rosario] en el marco de la sustitución de las lógicas manicomiales", de 2017, se entiende la cogestión como un modo particular de gestión de políticas públicas, que ha permitido articular la perspectiva de universalización propia del estado de derecho.

Lo que la caracteriza es la configuración de una trama institucional, conformada por agentes estatales y del Programa Andrés Rosario, que posibilita la creación de un espacio y un tiempo que habilita nuevas trayectorias e inventa caminos, con lo cual instituye nuevas prácticas.

En esta cogestión, tanto la intervención como la construcción de criterios técnicos y clínicos de cada dispositivo no presentan conflictividades, la dificultad mayor se observa en la precariedad de los trabajadores vinculados a la asociación civil. Dicha situación llevó a una instancia, que comenzó a desarrollarse en 2020 por parte de los miembros del Programa Andrés Rosario, de organizarse como cooperativa de trabajo para habilitar otro modo de contrato con el Estado que no devenga en la "tercerización de servicios" como único modo de articulación interinstitucional. En diferentes momentos el Estado no ha transferido en tiempo y forma los recursos económicos, lo que significó que un conjunto de trabajadoras y trabajadores no percibiera sus salarios y que se pusiera en riesgo el pago de los gastos de funcionamiento, tales como alimentos, servicios y alquileres de los inmuebles donde se desarrollan las tareas, cuestión que imprime un estado de labilidad en la continuidad de los dispositivos.

Sexto trazo cartográfico

Los dispositivos aquí descriptos fueron seleccionados con el objeto de poner en escena la construcción de actores sociales, trabajadoras y trabajadores, usuarias y usuarios, familiares, entre otros, que desde la cotidianidad, apoyados en una perspectiva de clínica ampliada, sostienen trayectorias de abordajes basadas en la libertad como coordenadas alternativas y sustitutivas al encierro. Estas experiencias comprenden la intervención de acciones micropolíticas por la destotalización del modelo disciplinar centrado en las instituciones de encierro. Así, se fueron instituyendo dispositivos diferenciales –talleres, emprendimientos laborales y productivos, casas de medio de camino, centros de día y experiencias radiales, entre otros– que revelan iniciativas artesanales de inclusión social y que habilitan una práctica des/institucionalizadora en toda su dimensión del cuidado.

Sin embargo, la otra cara del proceso, que también emerge de la descripción de los dispositivos, nos permite comprender la dificultad con la que, aun luego de diez años de sancionada la LNSM, estos grupos desarrollan las prácticas. Estas se encuentran atadas a movimientos pendulares de la política pública y además ponen en evidencia la tensión entre lo nuevo del enfoque territorial que trata de instituirse y lo viejo de las instancias asilares que aún tiene una fuerte impronta en los procesos asistenciales. Así, el modelo hospitalocéntrico continúa fuertemente enraizado en políticas públicas neoliberales tales como las transitadas a nivel nacional durante el período 2015-2019, o las cursadas en algunas jurisdicciones, que asociadas a grupos corporativos implicaron retrocesos significativos en la implementación de experiencias extramurales.

Retomando a Galende, es necesario pensar las prácticas de atención bajo la exigencia del respeto y protección de los derechos humanos, la dignidad de los asistidos y la ética de los profesionales en su práctica. Este autor considera que el Estado debe garantizar esta ética estableciendo que lo terapéutico no avance sobre la libertad, el derecho y el respeto a la dignidad de las personas (Galende, 2018).

En esta línea, a partir de fines de 2019 se comenzó a transitar una nueva etapa de políticas públicas en las que algunos de los actores que protagonizaron las prácticas precedentes se encuentran en cargos de gestión, y empezó a generarse un Estado presente en el campo de la salud mental, con mayor participación social y de la comunidad como condiciones necesarias para una transformación profunda enmarcada en el cumplimiento de la LNSM. En este punto, queremos recuperar lo que expresa Gastão Campos, quien dice que la construcción de una nueva práctica va a depender de "actores que nieguen la inevitabilidad de la permanencia del *statu quo*, que vislumbren posibilidades de alterarlo y que, principalmente, se sientan con derecho de desear el cambio" (Campos, 1993: 87).

Coordenadas cartográficas imprescindibles

Nuevos actores sociales:
salud mental y derechos humanos

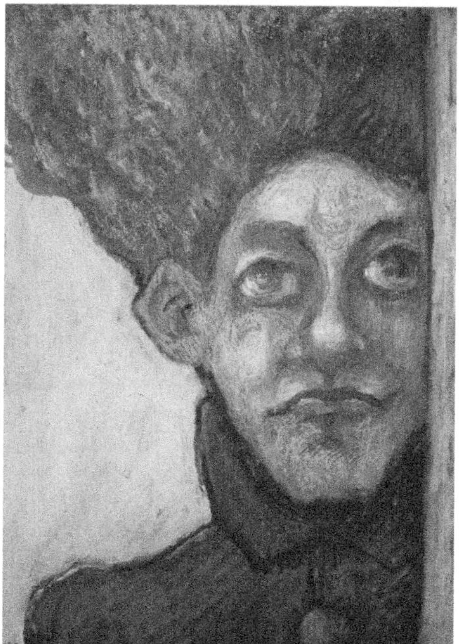

En una especie de risa, Marcela Motta, 2020.

Actores emergentes previstos por la Ley Nacional de Salud Mental como garantes de los derechos humanos

A partir de la sanción de la LNSM, y con el objeto de asegurar el pleno goce de la protección de la salud mental amparada por los instrumentos internacionales de derechos humanos ya descriptos, se crearon nuevos dispositivos institucionales y se incluyeron nuevos actores que comenzaron a participar activamente en la arena política.

La implementación de dicho marco normativo transformó radicalmente la relación del Estado con las personas con sufrimiento psíquico, ya que el rol de cuidado con ellas se orienta a la integración social mientras se realiza el tratamiento, a la vez que provee la asistencia jurídica que les asegure el ejercicio de sus derechos cuando no puedan hacerlo por sí mismas (Galende y Kraut, 2016). De este modo, se profundiza la participación del Estado como regulador del poder psiquiátrico (Foucault, 2007) y en la defensa de las usuarias y los usuarios, a fin de preservar sus derechos de ciudadanía y sus condiciones de dignidad e igualdad.

En este contexto, la LNSM establece la responsabilidad indelegable del Estado de garantizar el derecho a la salud mental y para ello vehiculiza una nueva institucionalidad a partir de la creación de diferentes instancias estatales en el marco del Ministerio de Salud, el Ministerio Público de la Defensa y la Jefatura de Gabinete.

Tal como señalamos, unos meses antes de la sanción de la LNSM se creó, en la órbita del Ministerio de Salud de la Nación, la DNSMyA, que, según el artículo 31 de la LNSM, es el órgano de aplicación de la norma e insta a que establezca las bases para un Plan Nacional de Salud

Mental. Asimismo, el Decreto 603/2013 explicitó que dicha área, a través de la cual se desarrollan las políticas establecidas por la LNSM, no podrá tener un rango inferior a una Dirección Nacional, e instituyó jurídicamente la rectoría de este organismo[1].

En el ámbito del Ministerio Público de la Defensa se creó, en agosto de 2011, el primer organismo establecido por la LNSM, la Unidad de Letrados Art. 22 de la Ley 26.657, y en junio del año siguiente se instituyó la Unidad de Letrados de Personas Menores de Edad Art. 22 de la Ley 26.657. Luego de la sanción del Decreto Reglamentario 603/2013 se puso en funcionamiento el Órgano de Revisión Nacional.

También, a partir del Decreto Reglamentario, se instituyó la CONISMA, en el ámbito de la Jefatura de Gabinete de Ministros. Con el objetivo de ampliar el proceso participativo, en octubre de 2014 se gestó el CCHSMyA, conformado por treinta instituciones de distintas partes del país.

Dado que en el capítulo "Avatares de las políticas públicas en el campo de la salud mental. Avances, retrocesos y oportunidades" desarrollamos las políticas y acciones implementadas por la DNSMyA, no lo retomaremos en este. Aquí vamos a describir y analizar los actores emergentes previstos por la LNSM tanto en el Ministerio Público de la Defensa como en la Jefatura de Gabinete.

En el marco del Ministerio Público de la Defensa

Mariano Laufer Cabrera considera la LNSM como un instrumento de reforma del sistema de salud mental de acuerdo a tres dimensiones fundamentales, donde la transformación del rol asignado a la Defensa Pública acompaña al

1 Recordemos, como ya lo hemos expresado en capítulos precedentes, que desde la gestión de Carlos Menem la DNSMyA había sido desjerarquizada y convertida en la Unidad Ejecutora Central.

cambio del lugar fijado al Poder Judicial, así como al valor normativo y al ámbito de aplicación de la norma (Laufer Cabrera, 2011, 2016).

La LNSM, de acuerdo a una interpretación dinámica del derecho vigente, obliga a la Defensa Pública a abandonar el paradigma tutelar de protección con el que nació en el Código Civil, hace más de 150 años[2], y a basar su actuación en el respeto de las personas con sufrimiento psíquico como sujetos plenos de derecho. Es decir, respetando en ellas el ejercicio de la capacidad jurídica, el sistema de la toma de decisiones propias -con apoyos en casos de requerirlo voluntariamente-, el principio de la dignidad del riesgo y el derecho a equivocarse, la autonomía personal, la voz, la voluntad, las preferencias y los deseos de la persona. Implica, de este modo, un posicionamiento ético que, alejado de aquel paradigma tutelar, materializa el derecho de las personas en especial situación de vulnerabilidad a ser escuchadas, garantía básica inherente al debido proceso (Barcala y Laufer Cabrera, 2015). Como referimos, en su ámbito se crearon la Unidad de Letrados Art. 22 de la Ley 26.657[3], la Unidad de Letrados de Personas Menores de Edad Art. 22 de la Ley 26.657 y el Órgano de Revisión Nacional de la Ley Nacional de Salud Mental 26.657.

Unidad de Letrados Art. 22 de la Ley 26.657

Esta unidad apunta a un trabajo que mejore el nivel de protección y materialización del acceso a la justicia de personas con sufrimiento psicosocial. Está integrada por abogadas

---

2 El Código Civil Argentino se sancionó en 1869 mediante la Ley N.º 340. Su vigencia se extiende hasta el 1 de agosto de 2015, fecha en la que entra en vigor el nuevo Código Civil y Comercial de la Nación (Ley 26.994).

3 Ley 26.657, artículo 22: "La persona internada involuntariamente o su representante legal, tiene derecho a designar un abogado. Si no lo hiciera, el Estado debe proporcionarle uno desde el momento de la internación. El defensor podrá oponerse a la internación y solicitar la externación en cualquier momento. El juzgado deberá permitir al defensor el control de las actuaciones en todo momento".

y abogados y un equipo interdisciplinario de apoyo a la defensa técnica, conformado por psicólogas y psicólogos, médicas y médicos psiquiatras y trabajadoras y trabajadores sociales.

Brinda servicios de defensa técnica a todas las personas internadas de forma involuntaria por razones de salud mental en las instituciones de Salud Mental de la CABA, tanto públicas como privadas; además, garantiza el acceso gratuito, universal e igualitario a los servicios sanitarios para el tratamiento y la rehabilitación, y efectiviza el derecho de las personas con sufrimiento psíquico a ser escuchadas, tanto en el ámbito sanitario como familiar y judicial, y de contribuir a su externación e integración en la comunidad.

Su tarea es evitar el aislamiento, los métodos forzados de tratamiento, las restricciones físicas prolongadas, la utilización de medicación forzada o el electroshock, el miedo y la ansiedad provocada por la internación indefinida, así como también la segregación del grupo familiar y de la comunidad. Es decir, los integrantes de la Unidad intervienen a fin de prevenir e impedir situaciones que, de acuerdo a la Relatoría de la ONU, constituyen tratos crueles, inhumanos o degradantes (ONU, 2008).

La presencia periódica de las integrantes y los integrantes de la Unidad en las instituciones de internación, promueven cambios significativos que obligan a estas a adaptarse a una praxis fundada en el cumplimiento de la LNSM y los tratados internacionales. En este contexto, sus acciones tienen un importante impacto en la transformación de las prácticas y comportamientos particulares e institucionales fuertemente arraigados, hacia una adecuación a los estándares de derechos humanos. De esta forma, a la vez que sus integrantes se ocupan de la defensa individual de cada una de las personas internadas involuntariamente, contribuyen a la creación de nuevas prácticas socio-sanitarias en la cuales, más allá de las opiniones que el defensor sostenga, siempre se seguirá la voluntad de la usuaria o el usuario.

Este doble rol funcional de la Unidad es productor de una práctica instituyente que colabora a la movilización y transformación del modelo de atención en salud mental. Al restituir a las personas internadas involuntariamente el derecho a ser escuchadas y tomar conocimiento de sus necesidades y expresiones deseantes, la Unidad contribuye a un nuevo modo vincular con ellas, que crea un momento fundante de reconocimiento subjetivo ubicando al otro como semejante (Barcala, 2016).

Las personas asistidas jurídicamente deben ser informadas debidamente sobre las características del proceso que están atravesando y los derechos que disponen, así como el goce del derecho al recurso judicial (a través del patrocinio jurídico pertinente). Se trata de un movimiento que reinstala la función del Estado en tanto defensa de los derechos de los ciudadanos (Barcala y Laufer Cabrera, 2015); en este sentido, las prácticas discursivas del equipo técnico y las abogadas y los abogados colaboran con la construcción de subjetividad y, en lugar de la objetalización propia de las instituciones de encierro, promueven procesos de subjetivación y modificaciones en las representaciones que las personas asistidas tienen de sí mismas. Desde estos lineamientos, la Unidad de Letrados ha realizado varias acciones; solo a modo de ejemplo queremos destacar el abordaje realizado en pos de garantizar el derecho al voto de las personas con discapacidad intelectual y psicosocial internadas (Ministerio Público de la Defensa, 2020).

Desde su creación y hasta el 30 de septiembre de 2019 (más de ocho años de actuación), fueron defendidas 20.572 personas internadas involuntariamente en la CABA en diferentes establecimientos: hospitales monovalentes, hospitales generales, clínicas psiquiátricas, sanatorios privados, comunidades terapéuticas, geriátricos, gerontopsiquiátricos y otros dispositivos.

Según datos del Ministerio Público de la Defensa, en 2019, del total de casos en que se brindó defensa, el 46% de las internaciones se dieron en instituciones privadas y el 54%, en instituciones públicas. De este 54%, el 41% corresponde a internaciones en hospitales monovalentes (José T. Borda, Braulio A. Moyano y de Emergencias Psiquiátricas M. T. de Alvear), mientras que solo el 13% corresponde a hospitales generales (Ministerio Público de la Defensa, 2020).

Para remover las barreras que se generan en la sociedad y en el acceso a la justicia de las personas con sufrimiento psíquico, la mayoría de las acciones de defensa se desarrollaron de manera extrajudicial y se enmarcaron particularmente en impulsar la gestión de derivaciones y la obtención de otros dispositivos de tratamiento en inclusión comunitaria y territorial, así como en generar espacios de cooperación con familiares, organizaciones y equipos sanitarios, los que resultan esenciales para prevenir la institucionalización.

Sin embargo, los equipos no dejaron de constatar una problemática estructural referida a la subsistencia en internaciones prolongadas, que se daba principalmente en hospitales monovalentes del sector público, vinculada por lo general a obstáculos habitacionales, sociales, económicos y vinculares. Se trata de las internaciones comúnmente llamadas de "pacientes sociales", es decir, de personas que ingresaron por una crisis de salud mental pero al compensarse del cuadro agudo, ya sin riesgo cierto e inminente, permanecieron en los nosocomios debido a su alta vulnerabilidad socioeconómica, por falta de recursos básicos de vivienda, empleo, cobertura sanitaria y social (Ministerio Público de la Defensa, 2020). Es decir, que por carencia de apoyos y lazos suficientes, se prolonga su internación, con lo cual se suman problemas adicionales de pérdida de autonomía y otros efectos no deseados de la institucionalización prolongada.

Unidad de Letrados de Personas Menores de Edad Art. 22 de la Ley 26.657

Con el mismo espíritu de asegurar el pleno goce de la protección de la salud mental amparada por los instrumentos internacionales de derechos humanos, la creación de la Unidad de Letrados de Personas Menores de Edad extendió la defensa técnica pública, especializada y gratuita de las niñas, los niños y los adolescentes (menores de 18 años), que se encuentren internados por razones de salud mental y adicciones en instituciones públicas y privadas ubicadas dentro del ámbito de la CABA, desde el mismo momento de la internación.

Este dispositivo ha constituido un avance central en la lucha contra la vulneración de derechos de niñas, niños y adolescentes en tanto ejerce su defensa respetando su voluntad, sus deseos y preferencias, y garantiza su derecho a ser oído desde el inicio de la internación. Las abogadas y los abogados, así como el equipo interdisciplinario, visitan a la niña, el niño o adolescente dentro de las 24 a 48 horas de comunicada su internación para así contribuir a garantizar su derecho a la salud, a recibir el tratamiento y la alternativa terapéutica adecuados, a ser acompañado antes, durante y luego del tratamiento, a ser informado acerca de sus derechos, a tomar decisiones relacionadas con su atención y tratamiento, y a ejercer su derecho a la intimidad, vida privada y libertad de comunicación. Asimismo, desde la Unidad se articulan acciones con la familia y otros organismos, y se peticiona en concreto judicial y extrajudicialmente a fin de resguardar la salud psicofísica de la niña, el niño y adolescente. A partir de la creación de esta Unidad, todas las internaciones vinculadas a la niñez y adolescencia en el ámbito de la CABA deben ser comunicadas y controladas judicialmente con la necesaria actuación de un abogado defensor.

Tal como reflejamos en el capítulo "La persistente violencia institucional: las venas abiertas del campo de la salud mental", y a los efectos de reafirmar la tarea de esta Unidad, queremos hacer hincapié en los procesos de internaciones de niñas, niños y adolescentes y su fuerte vinculación a situaciones de vulnerabilidad social, y a la vez remarcar los datos que transparentan cada vez más niñez internada. Desde su creación, en junio de 2012, hasta mediados de 2014, es decir en dos años, la Unidad ejerció la defensa técnica en 1.718 casos –aproximadamente 71 internaciones mensuales– en su mayoría de niñas, niños y adolescentes que provenían de otras instituciones o se encontraban en situación de calle. La tendencia alcista se observa si tomamos el total del año 2014 en el cual se notificaron 1.015 internaciones, de las cuales una de cada tres era por motivo de consumo problemático y el 45% había tenido ya internaciones anteriores. En 2015 hubo más de 1.200 niñas, niños y adolescentes internados en instituciones de salud mental, cifra que se mantuvo más o menos estable hasta 2019, aunque se advirtió un incremento de internaciones de niños y niñas menores de 13 años (MPD, 2015, 2016, 2019). Estas internaciones estaban distribuidas en cuarenta instituciones (Crespo *et al.*, 2019).

También, si bien ya habíamos señalado que esta Unidad posibilitó visibilizar las innumerables situaciones de vulneración de derechos de niñas, niños y adolescentes, es pertinente remarcar aquí que estas se vincularon particularmente a la utilización de contenciones físicas y químicas, a que permanecían largos períodos internados aun teniendo el alta médica, así como a vulneraciones en su derecho a la identidad, a sostener los vínculos familiares y a la educación, en especial, de la niñez y adolescencia en situación de calle (Folgar, 2016).

Órgano de Revisión Ley Nacional de Salud Mental 26.657

Creado de acuerdo a lo establecido por el art. 40 de la LNSM, el Órgano de Revisión Nacional tiene el objetivo de proteger los derechos humanos de los usuarios y las usuarias en los servicios de Salud Mental en todo el territorio nacional. De esta forma se consolidó la presencia de nuevos actores en el campo de la salud mental, capaces de confrontar con la lógica de atención de los servicios de salud y promover la sustitución del modelo tutelar hacia otro de carácter socio-comunitario, interdisciplinario e intersectorial, generando así una praxis que ubica a las personas con sufrimiento psíquico como sujetos efectivos de derechos.

En tanto órgano específico de protección de derechos humanos, este organismo es de carácter multisectorial. Su plenario está formado por representantes del Ministerio de Salud de la Nación, de la Secretaría de Derechos Humanos de la Nación y del Ministerio Público de la Defensa, donde se ubica su Secretaría Ejecutiva. También forman parte del plenario asociaciones de usuarias, usuarios y familiares del sistema de salud, trabajadoras, trabajadores y profesionales de la salud, y organizaciones no gubernamentales dedicadas a la defensa de los derechos humanos, cuyos representantes son elegidos por un período de dos años.

Tiene entre sus funciones controlar el cumplimiento de la LNSM, solicitar información a las instituciones públicas para evaluar las condiciones en que se realizan los tratamientos y supervisar las condiciones de internación por razones de salud mental tanto en el ámbito público como en el privado; asimismo, evaluar la pertinencia de las internaciones involuntarias, denunciar irregularidades y apelar las decisiones del juez; velar por el cumplimiento de los derechos de las personas en procesos de declaración de inhabilidad y durante la vigencia de esas sentencias, e informar periódicamente a la Autoridad de Aplicación de la Ley sobre las evaluaciones realizadas, proponer modificaciones y realizar recomendaciones (Iglesias, 2020).

La intersectorialidad y la ubicación de su Secretaría Ejecutiva permiten que se constituya como el instrumento específico de control de derechos, ya que enlaza las cuestiones de política pública para establecer ajustes razonables que vehiculicen los cambios para la sustitución del anterior sistema tutelar. Los ejes a través de los cuales se desenvuelve, con una importante institucionalización en el ámbito de aplicación de la LNSM, son coberturas integrales, apertura en la atención, dispositivos con inclusión comunitaria, realización de derechos personales, garantías durante la internación, plazos y defensa cierta y oportuna.

Desde el inicio del Órgano de Revisión Nacional, la Secretaría Ejecutiva estuvo a cargo de la Dra. María Graciela Iglesias, exjueza con una amplia experiencia y conocimientos sobre el modelo social de la discapacidad, la Convención de los Derechos de las Personas con Discapacidad, el Sistema de Derechos Humanos, así como la adecuación de ajustes razonables legislativos y procesales en el ámbito de aplicación del derecho penal a la operatividad de la Convención; ella imprimió a este organismo un rol activo y central en la arena política, promoviendo importantes cambios en el campo de la salud mental (Iglesias, 2018a).

De esta manera, la puesta en funcionamiento del Órgano de Revisión Nacional constituyó un avance en la prevención del maltrato, en especial en los centros de internación de salud mental, el cierre de salas de asilamiento, la suspensión de obras que fortalecían los manicomios, así como la intervención en casos individuales en los que alternativas concretas deslegitimaron la internación psiquiátrica como único recurso posible. Estos constituyen algunos logros en la protección de los derechos humanos de las personas con padecimiento en su salud mental (Spinelli, 2018a).

Entre las tareas desarrolladas en el Órgano de Revisión Nacional se encuentran las evaluaciones de la legitimidad del plazo de las internaciones involuntarias (art. 24 de la LNSM), de la continuidad de la voluntariedad en las internaciones voluntarias, de la intervención en las internaciones prolongadas por problemáticas sociales (art. 18 de la LNSM) y ante denuncias de violación de derechos y/o ante situaciones de gravedad. A este trabajo se suma el monitoreo y evaluación del cumplimiento de la LNSM, así como también las realizadas de oficio en niños y niñas de hasta 12 años internados en dispositivos de la CABA.

Las actividades también incluyen la promoción para el cumplimiento de la LNSM en los hospitales generales del ámbito público y que los procesos de determinación de capacidad jurídica se ajusten a la Convención de los Derechos de las Personas con Discapacidad, el Código Civil y Comercial de la Nación y a la LNSM. Asimismo, impulsa acciones que tiendan a hacer efectivo el ejercicio de derechos políticos de las personas con discapacidad psicosocial, en particular el derecho al voto. Ha establecido además líneas de cooperación técnica y articulación con la DNSMyA en acciones vinculadas a promover la efectiva implementación del modelo social de la discapacidad y la difusión de los derechos de las personas usuarias de los servicios de salud mental (Iglesias, 2015).

Entre sus resoluciones, dictámenes y escritos, que sirven de referencia para los actores que se relacionan con el campo de la salud mental y los derechos humanos, se destacan las "Pautas mínimas para la conformación de órganos de revisión locales" (ORN, 2013), el "Documento sobre muerte en instituciones monovalentes de salud mental" (ORN, 2014a), el "Dictamen sobre el uso de electroshock" (ORN, 2014b), y el "Instrumento de monitoreo del Órgano de Revisión Nacional" (ORN, 2015).

Como resultado del intenso trabajo de la Secretaría Ejecutiva del Órgano de Revisión Nacional, se conformaron órganos de revisión locales en Chubut, Chaco, Entre Ríos, Jujuy, Misiones, Neuquén, Río Negro, Santa Cruz, Tierra del Fuego y Tucumán; están en proceso de implementarlo las provincias de La Rioja, Catamarca, Salta y Santa Fe.

En marzo de 2018 se realizó en Paraná, Entre Ríos, el Primer Encuentro Nacional de Órganos de Revisión de Salud Mental. Tuvo el objetivo de compartir la modalidad de funcionamiento, los avances y los desafíos de los diferentes órganos de revisión provinciales ya creados, y fomentar su desarrollo en aquellas provincias que aún no los tenían. Se establecieron pautas comunes de funcionamiento y se presentó el Reglamento de Constitución de la Junta Federal de Órganos de Revisión.

En el marco de la Jefatura de Gabinete de Ministros

Surgida como consecuencia de la reforma constitucional de 1994, la Jefatura del Gabinete de Ministros tiene un rol central en la ejecución de acciones para la administración del país, coordinar y preparar las reuniones de gabinete de ministros, hacer recaudar las rentas de la Nación, ejecutar la Ley de Presupuesto Nacional y cumplir con aquellas responsabilidades que le delegue el Presidente de la Nación. El ejercicio de estas funciones está relacionado con la supervisión de las políticas públicas del Gobierno Nacional a través de tres ejes: la coordinación interministerial, el enlace parlamentario y las relaciones entre las provincias y municipios. Para llevar a cabo esta tarea y cumplir así con las atribuciones constitucionales y competencias asignadas por la Ley, la Jefatura de Gabinete cuenta con diversas secretarías, áreas y comisiones nacionales, y dentro de esta última repartición se creó la CONISMA.

Comisión Nacional Interministerial en Políticas de Salud Mental y Adicciones

Creada mediante el Decreto Reglamentario 603/2013 y presidida por el Ministerio de Salud en su carácter de Autoridad de Aplicación de la LNSM, la CONISMA está integrada por representantes de los ministerios de Trabajo, Empleo y Seguridad Social, Educación, Desarrollo Social, Seguridad, Justicia y Derechos Humanos, la Secretaría Nacional de Niñez, Adolescencia y Familia, la SEDRONAR y el INADI.

El organismo responde a la necesidad de construir políticas integrales que se articulen entre los distintos sectores para desarrollar acciones que favorezcan la inclusión social, laboral y educativa de las personas con sufrimiento mental. Asimismo, potencia que cada ministerio afecte partidas presupuestarias propias para hacer frente a las acciones que le correspondan, según su competencia.

En la medida en que la aplicación de la LNSM es una responsabilidad compartida con cada una de las jurisdicciones del territorio nacional, se promueve la creación de ámbitos interministeriales de cada provincia, a pesar de lo cual no se ha avanzado en el fortalecimiento de esta línea de acción. Según pudimos recabar, sin ser exhaustivas, tres provincias conformaron instituciones interministeriales amparadas por una legislación.

Tierra del Fuego creó, por decreto 1822/2016, la Comisión Interministerial de Salud Mental y Adicciones bajo la órbita del Ministerio Jefatura de Gabinete y, posteriormente, la Ley 1227/2018 la sustituyó por la Comisión Provincial de Salud Mental y Adicciones, que además de representantes de los ministerios incluyó a los de la obra social provincial y de los poderes legislativo y judicial. En Jujuy, por el Decreto 7734/2018 se creó la Comisión

Provincial Interministerial en Políticas Públicas de Salud Mental y Adicciones, con representantes de los ministerios de Desarrollo Humano, Educación, Trabajo y Empleo provinciales.

Neuquén, por su parte, resulta un caso paradigmático: un mes antes de la sanción de la LNSM, por Ley 2737/2010 se creó el Consejo Provincial de Atención Integral de la Salud Mental y Adicciones, que posee carácter interministerial y conforma una comisión asesora integrada por representantes de Salud; Desarrollo Social; Educación, Cultura y Deporte; Poder Judicial; Seguridad; Trabajo; Coordinación de Gabinete; y de la Comisión de Desarrollo Humano y Social de la Honorable Legislatura Provincial.

La CONISMA ha generado un conjunto de instrumentos para el desarrollo de políticas públicas. Uno de ellos fueron las pautas para evitar el uso inapropiado de diagnósticos, medicamentos u otros tratamientos a partir de problemáticas del ámbito escolar, dirigidas a agentes del sistema de salud, equipos de orientación, gabinetes psicopedagógicos, docentes y comunidad educativa en general.

Dos aportes importantes realizados por la CONISMA fueron el que genera recomendaciones a la universidades públicas y privadas en el marco del artículo 33 de la LNSM (CONISMA, 2014), y el que plantea los lineamientos para la mejora de la formación de profesionales en salud mental (CONISMA, 2015a, 2015b). En la introducción de estos últimos documentos se expone la importancia de que la formación de los futuros profesionales esté vinculada a las necesidades de la población y en el marco de las políticas públicas que dan cuenta de ellas. En este sentido, proponen una revisión crítica de los roles profesionales, así como también de la formación requerida para su ejercicio, en particular de aquellas metodologías o contenidos curriculares que no se adecúen a la LNSM. En esta instancia, desde la Secretaría de Políticas Universitarias del Ministerio de Educación se trabajó con la participación de más de 100 unidades académicas de las carreras de Medicina,

Trabajo Social, Enfermería, Psicología y Derecho que realizaron propuestas sobre cuatro ejes de formación: enfoque de derecho, inclusión social, interdisciplina e intersectorialidad, y salud pública.

Con el cambio de gestión política, en 2015, la CONISMA sufrió un embate importante. Durante 2016 no se definieron sus integrantes ni se nombró a alguien a cargo de la Secretaría Ejecutiva. En octubre, por Decreto 1056/2016, esta comisión fue transferida desde Jefatura de Gabinete al ámbito del Ministerio de Salud, con un consecuente empobrecimiento de funciones y pérdida del carácter intersectorial que poseía. Al cierre de este libro y con Alberto Fernández como presidente, se comenzaron a realizar las gestiones para recrear la jerarquía institucional que a esta comisión le corresponde, consolidando su institucionalización desde la Jefatura de Gabinete.

Consejo Consultivo Honorario de Salud Mental y Adicciones

El Decreto Reglamentario 603/2013 de la LNSM, además de crear la CONISMA, ordenó a su autoridad de aplicación conformar el CCHSMyA con organizaciones de la comunidad que tuvieran incumbencia en la temática, y en particular con la participación de usuarias, usuarios, familiares y trabajadores; esto se concretó, según figura en el acta 6 de la CONISMA, el 24 de junio de 2014.

Allí se indica que estaría constituido por representantes titulares y suplentes de sindicatos, asociaciones y colegios de profesionales, organizaciones de usuarias, usuarios y familiares, organismos de derechos humanos y espacios académicos, todos del campo de la salud mental y adicciones, y que ocuparían el cargo por cuatro años en forma honoraria. Sus funciones serían realizar propuestas no vinculantes en materia de salud mental y adicciones, así como promover espacios de participación de otras organizaciones de la sociedad civil para debatir distintas temáticas relativas a las políticas de este campo.

En octubre del mismo año asumieron los representantes de treinta instituciones y organizaciones que conformaron el CCHSMyA[4] en el período 2014-2018, y desarrollaron actividades tanto en comisiones como en reuniones plenarias. Las Comisiones de Trabajo constituidas durante este primer período fueron: inclusión social y vida sustentable en la comunidad, interdisciplina y trabajadores de la salud mental, salud mental y diversidad, acceso a la salud, comunidad, cultura, arte y comunicación.

---

4 El Anexo 1 del Acta 9/14 incluye las organizaciones que integraron ese primer período: Asociación por los Derechos en Salud Mental; Asociación Manos Abiertas y Solidarias de Río Negro; Asociación Argentina de Padres de Autistas; Asociación Civil Asamblea Permanente por los Derechos Humanos; APUSSAM; Asociación de Reducción de Daños de Argentina; Asociación Argentina de Terapistas Ocupacionales; Asociación de Psicólogos del Gobierno de la CABA; Asociación Madres contra el Paco y por la Vida; Asociación Madres de Plaza de Mayo; Asociación Neuropsiquiátrica Argentina; Asociación Pro Sindicato de Amas de Casa; Cátedra Psicología Sanitaria, Facultad de Psicología, Universidad Nacional de Córdoba; Cátedra Libre de Salud y Derechos Humanos, Facultad de Medicina, Universidad de Buenos Aires; Cátedra Problemática de la Salud Mental en Argentina, Facultad de Ciencias Sociales, Universidad de Buenos Aires; Cátedra de Salud Pública-Salud Mental, Facultad de Psicología, Universidad de Buenos Aires; Consejo de Profesionales de Graduados en Servicio Social o Trabajo Social de la CABA, Confederación de Trabajadores de la Educación de la República Argentina; Departamento de Salud Mental Comunitaria de la UNLa; Derecho-Psiquis y Sociedad de la Universidad Nacional de Lomas de Zamora; Experiencia Santa Fe (Red de carreras de especialización, cátedras y organizaciones de usuarios); FEDRA; Federación de Organizaciones no Gubernamentales de la Argentina para la Prevención y el Tratamiento para el abuso de drogas; Foro de Instituciones de Profesionales de Salud Mental de la CABA; Intercambios Asociación Civil; Red Argentina de Arte y Salud Mental; Red por la Plena Implementación de la LNSM; Unión Personal Civil de la Nación.

Desde el comienzo se trabajó en diversas acciones en el campo de la salud mental que aportaron debates frondosos y propuestas que fueron consensuadas con la CONISMA y su autoridad de aplicación, la DNSMyA. Entre las principales líneas de trabajo, y sin ser excluyentes, se abordaron la evaluación del presupuesto en el área, el fortalecimiento de instancias intersectoriales e interministeriales a lo largo del todo el país, el impulso a la creación de grupos de apoyo mutuo para la salud mental y adicciones.

Se realizaron solicitudes de informes –entre ellos uno que incluía la investigación de la población externada en instituciones públicas y privadas– y diversas declaraciones que promovían denuncias sobre problemáticas vinculadas al campo de la salud mental y las adicciones. También se elevó una declaración en repudio al Gobierno de la CABA por la medida cautelar impuesta ante el Juzgado Contencioso Administrativo Federal N.º 12 en agosto de 2015, que ponía en cuestión los resultados de los monitoreos del Órgano de Revisión Nacional realizados durante el año 2014 en los hospitales Dr. José T. Borda y Dr. Braulio A. Moyano (Ministerio Público de la Defensa, s/f; *Página/12*, 2015).

Desde principios de 2015 y hasta mediados de 2017, mientras Andrés Blake ocupó la DNSMyA el CCHSMyA no fue convocado a sesionar por la autoridad de aplicación. Sin embargo, y a pesar de las grandes dificultades que implicó no contar con el apoyo de la CONISMA para garantizar la participación de todos los miembros, el CCHSMyA continuó autogestionadamente con el desarrollo de las reuniones y producto de estas se organizó un informe donde se daba cuenta de las pésimas condiciones respecto a la implementación de la LNSM.

Con la asunción de Luciano Grasso como director de la DNSMyA, a mediados de 2017, se retomaron las actividades del CCHSMyA. Durante su gestión se realizaron diferentes actividades, tales como la propuesta de creación de un Observatorio Nacional de Salud Mental y Adicciones y el desarrollo de un esquema de externación sustentable. También se realizaron aportes en diferentes instancias presentadas por la DNSMyA, aunque no siempre fueron tomadas en cuenta por este organismo. Entre los principales aportes a documentos podemos destacar los vinculados al censo nacional de población internada, las directrices de organización y fundamento de servicios de salud mental, y las recomendaciones sobre capacitación a fuerzas de seguridad en intervenciones que involucren a usuarios con padecimiento mental y/o consumo problemático en la comunidad.

En noviembre de 2018, por Resolución 609 del Ministerio de Salud y Acción Social, se convocó a la nueva conformación del CCHSMyA para el periodo 2019-2023. Este se constituyó por treinta nuevas instituciones y organizaciones[5] en febrero de 2019.

5 Asociación de Terapistas Ocupacionales del Gobierno de la CABA; Asociación de Psicólogos del Gobierno de la CABA; Asociación de Profesionales de Servicio Social del Gobierno de la CABA; Unión del Personal Civil de la Nación; Junta Interna de Delegados y Delegadas de la Asociación de Trabajadores del Estado de la Secretaria de Gobierno de Salud; Asociación de Médicos de la República Argentina de la Seccional Conurbano Norte; Asociación Psicoanalítica Argentina; Fórum Infancias; Colegio de Psicólogos de la Provincia de Buenos Aires; Sociedad Argentina para el Estudio de los Consumos Problemáticos de Sustancias y Otras Adicciones; Asociación Argentina de Salud Mental; Federación de Centros Barriales de la Familia Grande Hogar de Cristo; Asociación Manos Abiertas y Solidarias (AMAS); Asociación Civil los Abuelos del Francés, Confluir; Usuarios en Acción por el Derecho a la Salud Mental; Cooperativa La Huella; Asociación Argentina de Padres de Autistas, Asociación de Reducción de Daños de Argentina, Asociación Civil Intercambios; Conferencia Basaglia Argentina Asociación Civil, Asociación por los Derechos en Salud Mental; Red Estratégica para el Desarrollo Social; Observatorio de Salud Mental y Derechos Humanos, Facultad de Ciencias Sociales, Universidad Nacional de Córdoba; Maestría y el Doctorado en Salud Mental Comunitaria, Departamento de Salud Comunitaria, UNLa; Grupo de Estudios sobre Salud Mental y Derechos Humanos, Instituto

En el transcurso de ese año las principales líneas de trabajo se orientaron hacia pedidos de informes e intervención dirigidos a autoridades de la DNSMyA. Se solicitó un informe al Ministerio de Salud de Gobierno de la CABA en referencia al Acta Acuerdo, respecto a la "Refuncionalización de la Salud Mental en la Ciudad Autónoma de Buenos Aires" por encontrarla contraria a una normativa de alcance nacional. Además, se realizaron propuestas de sugerencias a documentos enviados por la DNSMyA para su revisión tales como las "Recomendaciones para el abordaje de la salud mental en el primer nivel de atención" y el "Documento para los procesos de adecuación, hasta la sustitución definitiva, de las instituciones con internación monovalentes públicas y privadas hacia la Red Integrada de Salud Mental con Base en la Comunidad".

Séptimo trazo cartográfico

Los actores aquí descriptos, instituidos por la LNSM, consolidan el enfoque de derechos y entraron en tensión con saberes y prácticas históricas basadas en paradigmas positivistas dominantes en el campo de la salud mental. Su presencia, además de visibilizar y dimensionar diversas problemáticas tanto en las políticas como en las prácticas, implicó profundas modificaciones en un escenario en el que concepciones, no solo formales, sino también ideológicas y culturales, habían permanecido hondamente enraizadas y casi inalteradas en distintos actores sociales durante muchas décadas.

---

de Investigaciones Gino Germani, Facultad de Ciencias Sociales, UBA; Departamento de Psiquiatría y Salud Mental, Facultad de Medicina, UBA; Red Experiencia Santa Fe; Cátedra de Salud Pública y Salud Mental (I y II), Facultad de Psicología, UBA; Asociación de Psiquiatras Argentinos.

El Órgano de Revisión Nacional y las unidades de letrados generaron transformaciones en las condiciones de las prácticas dentro de las instituciones psiquiátricas, tanto del subsector público como en el privado y de obras sociales, particularmente en la CABA. De este modo asumieron una posición activa, comprometida en la adecuación del sistema de protección por parte del Estado a las complejas problemáticas de un grupo con alto nivel de vulnerabilidad. Por ello se instituyeron como actores centrales del paradigma que da cuerpo al avance en materia legal, que obliga al Estado a garantizar el derecho a la protección integral de la salud mental desde una perspectiva de derechos humanos, y contribuyeron a modificar patrones estructurales de violaciones de derechos (Barcala, 2016; Spinelli, 2016).

A diez años de la implementación de la LNSM, con la participación de estos actores se ha incrementado el número de profesionales de establecimientos públicos y privados que conocen el contenido de las normas jurídicas. A partir de ello se vienen estableciendo algunas transformaciones en la organización de varias instituciones de internación psiquiátrica, lo que pone en evidencia algunos avances respecto de las prácticas históricas.

Concordante con lo anterior, el CCHSMyA se constituyó en un actor estratégico en velar por la implementación de la LNSM y en la consolidación de políticas públicas que no se aparten de sus lineamientos. A pesar del período neoliberal vivenciado durante los años 2015 a 2019, el CCHSMyA ha logrado sostener su dinámica y no ha dejado de denunciar y hacer público aquellas políticas y estrategias que quebrantaban la norma. Sus acciones, en tiempo de retrocesos de políticas públicas, constituyeron una voz privilegiada en defensa de las usuarias y los usuarios de salud mental y en velar por el respeto de sus derechos.

Queremos señalar también que, al declararse la pandemia del COVID-19, el conjunto de estas instituciones tuvo un rol activo sobre la protección de las condiciones de vida de las usuarias y los usuarios de los servicios de salud mental, particularmente aquellos que se encontraban internados en instituciones psiquiátricas. Se consolidó así un espacio que veló por el cumplimiento de los derechos humanos en un escenario de profunda vulnerabilidad y fragilidad.

Las voces de usuarias, usuarios y familiares

En este trazo cartográfico transcribimos algunas intervenciones que surgieron de un conversatorio con usuarias, usuarios y familiares pertenecientes a organizaciones de la sociedad civil. Día a día, sus voces se levantan en defensa de los derechos humanos de las personas con sufrimiento psíquico. Es en el marco de esa lucha que se fueron consolidando como actores sociales en la defensa por la plena implementación de la LNSM, transformando la queja en protesta. Fernando Ulloa nos decía que algunos actores sociales, en contraposición a la resignación que provoca el aislamiento y la ruptura de los contratos solidarios, y a la falta de ternura que existe en un escenario donde se forja una situación, consolidan un sujeto ético político que construye un encadenamiento que va creando conciencia colectiva y que va forjando instrumentos colectivos (Ulloa, 2007). Este ha sido el rol que vienen cumpliendo las organizaciones de usuarias, usuarios y familiares a lo largo de todo el país.

Ellas y ellos son la memoria de un pasado que refiere a tratos crueles y degradantes en el campo de la salud mental. Elizabeth Jelin nos invita a pensar la memoria como una actividad que genera y transforma el mundo social y a quienes trabajan con ella como sujetos activos en los procesos de transformación simbólica y elaboración de los sentidos del pasado (Jelin, 2002). Así, la memoria es un ejercicio que confronta, desde sus relatos y recuerdos, la imposición de un escenario, el cual explica o expone las razones necesarias de por qué, cómo, cuándo y dónde (Piper Shafir, 2005) hubo situaciones violatorias de derechos humanos en los servicios de salud mental, permitiendo dimensionar el dolor individual y colectivo. Es desde esa memoria de lo vivido que el testimonio de las usuarias, los usuarios y los familiares tiene una relevancia que nos permite dimensionar la envergadura del acontecimiento de la sanción de la LNSM enraizada en los derechos humanos. Pero también, desde esa memoria, nos interrogan sobre las transformaciones imprescindibles para su implementación.

Las voces, muchas voces

Las voces aquí presentes se transforman en voces de otras muchas y otros muchos, ya que representan la construcción un colectivo en defensa de los derechos humanos del conjunto de usuarias y usuarios de los servicios de salud mental.

La militancia en salud mental y derechos humanos

El denominador común que nuclea a usuarias, usuarios y familiares en sus organizaciones es la esperanza de transformar un espacio social que ha producido en ellas y ellos profundos sufrimientos. Se agrupan cuestionando los procesos de internación despersonalizados y violatorios de sus derechos en las grandes instituciones monovalentes, instituyendo una voz viva de esa impunidad necesaria de transformar. Nadie como ellas y ellos para entender por qué el manicomio no es una instancia de cura, sino de castigo.

En este contexto se consolidan como actores sociales que instituyen instrumentos colectivos para su transformación velando por un verdadero y profundo proceso de des/institucionalización en el marco de la LNSM y como instancia fundamental para la reorganización de los servicios con base territoriales.

En sus relatos nos decían:

> El manicomio está muy feo… Es muy triste cuando entro en esos lugares para acompañar a otros usuarios. No hay agua caliente, no hay ropa, les roban la ropa a los usuarios.

Ellos necesitan amor, pero estos lugares maltratan. Llegué a conocer una directora que les robaba a los usuarios, ella se quedaba con la jubilación y se compraba cosas para ella, para su casa. Por eso estoy aquí *(María del Rosario Morillo, Asociación Civil Confluir)*.

Soy militante en salud mental. Mi historia de la militancia tiene que ver con años de injusticia por la internación de mi hijo que estuvo veinte años, desde los 16 años, en diferentes instituciones que lo destruían. Después de tanto ver cuestiones de encierro y manipulación y de diagnósticos que condenan, necesitamos transitar juntos otros caminos. Y desde ahí nos encontramos en la construcción de esto *(Pupi Barón, AUFATAM)*.

Debemos luchar por una vida digna, independiente y autónoma. Por nuestra inclusión en el tejido social, por abrir el campo de lo posible. Creando espacios, habitándolos, poniéndole cuerpo y voz, entre todas y todos lograremos un mundo menos injusto, con más derechos. Un mundo más humano, menos cruel *(Asamblea de Usuarios de Salud Mental de Santa Fe)*.

En mi persona, la militancia es algo que siempre me atravesó, desde la adolescencia, mi crianza, la solidaridad con los sectores vulnerables... Pero cuando me tocó transitar por un problema de salud mental, que yo la verdad no tenía ni idea... Fue algo tan repentino que me vi envuelta y, bueno, ver las grandes vejaciones de los derechos humanos, el desplazamiento de estos sectores y el tratamiento tal cual como serían los mismos métodos de la Edad Media y algunas aplicaciones parecidas a la inquisición, o como penalización por estar bajo un sufrimiento psicológico interno mental. Eso me dio el motivo para luchar en contra de esa situación *(Bárbara Kunicki, APUSSAM)*.

Soy usuaria en recuperación, transito por esa situación desde hace veinte años. Ese es el motivo por lo cual hace tanto tiempo que vivimos luchando por el derecho de salud mental *(Beatriz González, AMAS)*.

> Milito por la defensa de los usuarios de servicios de salud mental, y más todavía después de la Ley y el gran movimiento nacional e internacional, para cambiar este sistema. Todos, en menor o mayor medida, tenemos un padecimiento mental, lo que pasa es que muchos no lo sacan a la superficie. Esta es la parte de mi militancia y en todo lo que pueda hacer un aporte respecto a ello me gratifica y además me incentiva para seguir adelante. Mis propios problemas, que vengo acarreando, me mantienen en actividad y me dan fuerza *(Bárbara Kunicki, APUSSAM).*

> Solté la historia del encierro que era para todos nosotros una mochila. Desde allí caminamos para fortalecer la desinsitucionalización *(Pupi Barón, AUFATAM).*

La mirada sobre la Ley Nacional de Salud Mental

Tal como venimos sosteniendo a lo largo del libro, en términos generales la LNSM instituye la necesidad de un cambio cultural en el campo de la salud mental, que avanza sobre una reformulación de la concepción de la salud-sufrimiento-atención-cuidado, cuestionando y redefiniendo las prácticas psiquiátricas alienistas y la institución asilar como instancia terapéutica y redefiniendo la concepción misma de los procesos diagnósticos y pronósticos. También incluye una profunda revisión de las relaciones de poder intrainstitucionales, es decir, la relación entre profesionales de la salud mental y usuarias y usuarios, asignándoles a estos últimos un rol activo en la definición de sus necesidades, las estrategias a desarrollar y la asignación de recursos.

La potencia que asumen las organizaciones de usuarias, usuarios y familiares imprimen cotidianamente al campo de la salud mental la necesidad y urgencia de poner en vigencia la plena implementación de la LNSM. Sus narraciones dan cuenta de los aportes que esta norma significa para ellas y ellos:

Si yo hubiese sabido de todos mis derechos cuando a mí me ocurrió lo que pasó, cuando me encierran, te aseguro que hubiese sido diferente. Hubiese hecho valer mis derechos y no dejarme someter, denigrarme de la manera que lo han hecho, no solamente por parte de los profesionales, sino que utilizaron el viejo sistema de salud mental para tratar de someterme en mi vida personal *(Bárbara Kunicki, APUSSAM).*

Al principio no entendía nada de la Ley, pero de a poquito fui aprendiendo. Me di cuenta de la transformación que propone. Pensar en casas de medio camino y casas de convivencia en contraposición al manicomio. Eso es lo principal. Hay mucha discriminación y la Ley vela por los derechos de todos nosotros *(María del Rosario Morillo, Asociación Civil Confluir).*

Fue ahí que me sumo a la primera asamblea de usuarios y familiares y comienzo a comprometerme en esto que es la salud mental y poner las fichas en la Ley. Conociendo un montón de cosas y acercándome a la verdad ciertamente. Para eso también hay que tener una libertad como madre y como familiar y no tener miedo. Estoy militando la Ley siempre, tengo claro lo que quiero y lo que quiero para todas y todos *(Pupi Barón, AUFATAM).*

Los alcances de la Ley que incitaban a la desmanicomialización para el año 2020 era de gran importancia, pensando en los derechos humanos de todas las personas internadas… No voy a detallar la Ley, pero sabemos cada artículo de la Ley, y por ende que toda la Ley es un cambio, un giro de 180 grados de lo que antes estaba instituido. Un giro de 180 grados respecto a los tratamientos, a los derechos y, bueno, a la no violencia de la cual éramos parte en ese sentido *(Bárbara Kunicki, APUSSAM).*

Yo como familiar también soy usuaria de los servicios de salud mental, la familia es usuaria. La Ley debe entrar a difundirse con un lenguaje llano para que se comprenda por todos. La Ley está centrada en los derechos de los usuarios y también de los familiares *(Pupi Barón, AUFATAM).*

> La recibíamos. Fue impresionante el cambio. La verdad, me faltan las palabras, porque además nos fuimos organizado los propios usuarios y usuarias, fuimos teniendo voz y parte en las discusiones sobre nuevos sistemas de tratamiento. La Ley de Salud Mental es un cambio realmente enorme *(Bárbara Kunicki, APUSSAM)*.

> También la Ley se enfoca mucho en contra de la discriminación, para abordar también desde ahí diferentes problemas de discriminación. Hay que incluir salud mental en salud general. La Ley puede funcionar si esto está engranado. No es solo el cierre del manicomio, sino de que se fortalezca el crecimiento social, los lazos sociales. Es decir que la sociedad quiera incluir al usuario. Aún el usuario no está incluido en los reclamos por los excluidos (*Pupi Barón, AUFATAM*).

Lo pendiente

En línea con estos testimonios, la LNSM consolida una cultura que irrumpió en la conformación del campo de la salud mental y los derechos humanos. Se ubica en un escenario que refundó una direccionalidad política y organizó un contexto que hizo plausible ciertos modelos teóricos y ciertas prácticas terapéuticas, en detrimento de otras, a través del establecimiento de un horizonte o marco que le confirió sentidos específicos (Visacovsky, 2002).

Sin embargo, tanto usuarias y usuarios como familiares dejan al descubierto la imprescindible necesidad de instituir prácticas que avancen en la consolidación de políticas de derechos humanos hacia este colectivo sobrevulnerado. Señalan las ausencias, las faltas, las carencias presentes aún en nuestro sistema de salud para que a diez años de la sanción de la LNSM aún su implementación sea un pendiente. Sus voces nos alertan sobre la necesidad de fortalecer las transformaciones necesarias, así como de abrir nuevos espacios sociales imprescindibles.

Nos encontramos próximos al tiempo límite que nuestra Ley Nacional de Salud Mental y Adicciones 26.657 plantea para el cierre y sustitución de los hospitales monovalentes. Hace nueve años atrás, la sanción de la Ley de Salud Mental y Adicciones nos llenaba de expectativas, desafíos y luchas por venir. Esta fecha se acerca, pero no del modo en que lo pensamos y anhelamos allá por el 2010 *(Asamblea de Usuarios de Salud Mental de Santa Fe).*

Acá falta difusión de la Ley a pesar de sus diez años. La Ley decía 2020 sin manicomios, recién en muy pocos lados, y más los profesionales jóvenes, están apostando a esto. Igual los impedimentos están. Las clínicas privadas solo están pensando en hacer negocio, pero a mí me parece que hace falta más difusión. Nosotros acá trabajamos con la Facultad de Derecho y con el gabinete de atención comunitaria de salud mental, realizamos encuentros de alfabetización de la Ley, pero hubo muy poca concurrencia *(Pupi Barón, AUFATAM).*

El desafío pendiente más importante es cerrar todos los monovalentes. Sin embargo, pensamos que aún va a pasar mucho tiempo para que esto ocurra *(María del Rosario Morillo, Asociación Civil Confluir).*

Siempre seguimos trabajando por la implementación de la Ley porque aún no se está cumpliendo, todavía la seguimos batallando. Hay como mucha resistencia de los grandes monopolios, o mejor dicho, capitales que encierran los laboratorios que trabajan en conjunto con la rama de la medicina, y en este caso la psiquiatría, y que equivalen a grandes facturaciones anuales, impresionantes, y donde la pobreza y el menosprecio sigue prevaleciendo hacia los usuarios. Por eso es también que tenemos que seguir luchando, para que no siga ocurriendo *(Bárbara Kunicki, APUSSAM).*

Se convierte en un reclamo urgente la constitución y puesta en funcionamiento de los mismos y la necesidad de que las/os usuarias/os participemos. Según la LNSM las/os usuarias/os de los servicios de salud mental tenemos derecho a recibir atención integral, humanizada, de acceso gratuito. Derecho a que el tratamiento que recibamos sea el que menos restrinja nuestros derechos y libertades, que sea cerca de nuestras familias y afectos, en nuestra comunidad. Tenemos derecho a que se preserve nuestra identidad y a que nuestras voces sean tenidas en cuenta *(Asamblea de Usuarios de Salud Mental de Santa Fe).*

Acá no están dando bola a la Ley, es más el otro día en el hospital pintaron y dejaron todo en blanco el trabajo que se hizo de murales con jóvenes internados. La directora dice que ese es un manicomio y el que quiera ir a pintar que salga a la calle. Como asociación de usuarios nos querían callar, pero nosotros denunciamos esto que está en contra de la Ley *(María del Rosario Morillo, Asociación Civil Confluir).*

Que se cumpla la Ley es nuestro desafío. Que realmente lo apliquen en los estamentos que están codo a codo... Que están permanentemente trabajando con nosotros pero que se resisten a los nuevos paradigmas. Y también el desafío a que nos escuchen y que no nos segreguen a aquellos que estamos luchando por la implementación de la Ley y todos nuestros derechos porque eso es lo que ocurre. Te hacen de lado, sos la manzana podrida. O sea, te consideran así, que vas a estropear a las demás *(Bárbara Kunicki, APUSSAM).*

Lo que más me duele es el presente que estamos viviendo. Nadie hace nada, los usuarios internados están expuestos al coronavirus. Se acuerdan de los presos, los institutos de menores, los geriátricos, pero los usuarios no les importa *(Beatriz González, AMAS).*

Que no nos ignoren, que no nos discriminen. Eso me gustaría a mí. Esa es mi lucha por la no discriminación, porque sean aceptados, para que puedan trabajar, porque la Ley lo dice, tienen derecho a trabajar *(María del Rosario Morillo, Asociación Civil Confluir).*

Venimos de cuatro años de neoliberalismo donde las cosas quedaron en un oscurantismo importante, no hay una confianza, todavía hace falta saber dónde va el dinero de cada usuario que se externa y hay que tener un abordaje para la familia. Eso aún no está y es parte de la Ley *(Pupi Barón, AUFATAM).*

Para implementar la Ley lo primero que hay que hacer, urgente, es cerrar todos los manicomios y hacer casas de medio camino. Casas de medio camino para poder salir de ese manicomio que los vuelve más locos *(María del Rosario Morillo, Asociación Civil Confluir).*

Nos falta avanzar particularmente con la corporación psiquiátrica que es difícil *(Pupi Barón, AUFATAM).*

La sanción de la Ley está rebuena, pero desgraciadamente no se cumple *(Beatriz González, AMAS).*

Todavía en algunas internaciones se habla de electroshock y otras cosas que a mí me habían preguntado con mi hijo, y yo los sacaba corriendo *(Pupi Barón, AUFATAM).*

No podemos ser objeto del maltrato y la discriminación bajo un criterio excluyente de normalidad que solo genera más violencia social y malestar *(Asamblea de Usuarios de Salud Mental de Santa Fe).*

No se bajan los brazos

En general, las usuarias, los usuarios y sus familiares observan la LNSM como un acontecimiento en términos estratégicos, considerándola una posición que procura diseñar prácticas de intervención que modifiquen las actuales.

Así, la LNSM se consolida como un dispositivo que disputó un espacio en construcción de un nuevo campo de racionalidad; y, en este sentido, incorporó la comprensión de la constitución de los sujetos sociales en el proceso de intervención en las arenas institucionales, como posibles productores de nuevas racionalidades (Merhy, 1995). Durante los diez años transcurridos desde su sanción se avanzó en el valor otorgado a las acciones micropolíticas que se instalan en la praxis cotidiana de los sujetos que desean el cambio. Pero también en la creación de un espacio público alternativo y la construcción de procesos colectivos de cambios a partir de una cotidianeidad inmersa en la globalidad. Es desde esa cotidianidad que en la lucha las usuarias, los usuarios y sus familiares no bajan los brazos y sus voces imprimen el anhelo por la plena implementación de LNSM como instrumento de derechos humanos.

> Hay posibilidades y la Ley debe arrasar. Esta Ley despacito fue entrando en ciertos círculos, todos los usuarios que saben de la Ley ya pueden reclamar derechos y lo hacen. Hay familias también. Esta Ley se debe y tiene que cumplirse. Tal vez acercarla a otros problemas, no tomarla tan aisladamente, sino incluirla en muchas cuestiones *(Pupi Barón, AUFATAM).*

> La implementación de la Ley es algo que debemos seguir trabajando muy en profundidad, porque es elemental para la cantidad de personas que no tienen acceso y, nosotros como usuarios, sabemos bien la temática y las trabas que tenemos en los distintos aspectos y, fundamentalmente, en las partes legales. Sería muy importante que se siga estudiando la parte de los apoyos. ¿Cómo aplicarlos, cómo implementarlos, qué incentivos darles? *(Bárbara Kunicki, APUSSAM).*

> Hay muchas posibilidades que la Ley se cumpla, lo que hay que organizar es que los dispositivos intermedios se constituyan y también el tema de la vivienda. Además, estoy segura de que esta Ley puede cumplirse. Creo que nuestra sociedad ha demostrado muchas cosas, las posibilidades están. Hay mucho trabajo por hacer, pero hay que hacerlo *(Pupi Barón, AUFATAM).*

> Hay que luchar para que la ley se cumpla. Hay que ganarles a estos miserables. Yo no sé por qué no se avanza en una Ley con tanta gente que estamos luchando *(María del Rosario Morillo, Asociación Civil Confluir).*

> Creemos que un camino que apunte a esto debe ser cerrando los manicomios y abriendo nuevos dispositivos y servicios con base en la comunidad, diseñando políticas públicas que vayan en sintonía con la Ley 26.657. También resulta imperioso interrogar y discutir los modos de pensar y de hacer del paradigma tutelar y manicomial, lógicas que traspasan los muros del hospital monovalente y se enraízan en trabajadores, en familiares, en la sociedad y en diversas prácticas. Esta batalla también tenemos que darla *(Asamblea de Usuarios de Salud Mental de Santa Fe).*

> Cumplir la Ley es posible, cómo no va a ser posible. Yo pongo toda la energía. Es algo que para algunos pueda ser utópico, pero yo apuesto a que sí es posible. La Ley debe cumplirse y tiene que haber una supervisión permanente. Acá también hablo de los geriátricos que son verdaderos manicomios. Todo eso hay que hacerlo. Es posible cambiar la sociedad, claro que es posible *(Pupi Barón, AUFATAM).*

Último trazo cartográfico

Las voces de las usuarias, los usuarios y sus familiares nos permiten la construcción de lo que Silvia Bleichmar llama "producción de subjetividad", que es de orden político e histórico. Es decir, tiene que ver con el modo en que cada sociedad define aquellos criterios que hacen a la posibilidad de construcción de sujetos capaces de ser integrados a su cultura de pertenencia (Bleichmar, 2010). Las voces aquí presentes no son más que miles de voces constituyéndose en sujetos activos que luchan por un cambio radical del campo de la salud mental que rompa con la exclusión. Ese giro de 180 grados, tal como dijo una de estas voces, requiere un profundo proceso de cambio en las políticas y las prácticas legalmente instituidas por la LNSM.

Mario Testa nos enseñó que la construcción de un *proceso de cambio* se aproxima a una transformación, que sienta los nuevos basamentos a partir de los cuales se redefinen las contradicciones y los conflictos. Este proceso cumple la función de abrir un tiempo político que debe llevar a la movilización de grupos para luego reforzar las transformaciones y consolidar el poder alcanzado (Testa, 1995). En este sentido, las usuarias, los usuarios y los familiares van construyendo una identidad propia, grupal y de pertenencia, que consolida la implementación de la LNSM como un verdadero proceso de cambio con avances, retrocesos y oportunidades. Sus voces, imprescindibles en este libro, nos invitan a deconstruir nuestras identidades profesionales para profundizar este proceso como desafío necesario hacia la plena implementación de una norma de derechos humanos.

> Todos tenemos la facultad de poder cambiar, poder amar, tener empatía. Nadie puede escapar a la realidad de que la Ley debe cumplirse. Hay que trabajar, apuesto a eso, hay que poner manos a la obra. Devolver la dignidad es la Ley (*Pupi Barón, AUFATAM*).
>
> Nada sobre nosotrxs sin nosotrxs.

Epílogo

VICENTE A. GALLI

¡Muchas gracias Silvia y Alejandra! He aprendido mucho con la lectura del libro. Con la activación de varias derivas y recuperaciones retroactivas de memorias y vivencias he resignificado y movilizado cartografías personales que, por supuesto, son las vivencias en mi actualidad de aquellas marcas y recuerdos.

Comenzando mi tarea, no me supongo llegando a conclusiones; creo que estoy más en la línea de aportar comentarios y reflexiones que puedan ayudar al lector a ubicar sus propias elaboraciones y estimularse con ellas para la relectura crítica de partes seleccionadas, o elegidas al azar, revisando el texto ya leído.

Es clave la "Introducción", útil para releer. Al integrar narraciones intimistas con comprensiones conceptuales de nuestras estructuraciones subjetivas como sujetos de cultura, en ella las autoras brindan una clave fundamental para la comprensión de la obra en su conjunto y en sus intimidades elaborativas. La narración, como "compañeras de ruta" en el campo de la salud mental, de la historia fundacional del libro, con el que construyen una plataforma de relanzamiento y condensación de conocimientos compartibles para continuar luego sus tareas y andares, invita al lector a ubicarse en actitud de diálogo con sus propuestas de análisis de los diez años trascurridos desde la sanción de la LNSM. Destaco cómo el análisis y las herramientas que encuentran para pensar y narrar incluyen sus subjetividades, sus memorias directas, las narrativas de otros, sus saberes conceptuales, lazos sociales, creencias y muchos componentes más que ubican ligados a ese nuevo campo que se fue abriendo en las ciencias sociales. Y su postura, como investigadoras desde la universidad pública en la época en la que se fue dando la fecundación y resignificación del campo de la salud mental desde el de los derechos humanos.

Tomando lo que dije sobre cómo invitan al diálogo, parece sensato explicitar desde dónde veo y hablo. Yo provengo de épocas anteriores, cuando el campo de la salud mental aún no tenía ese nombre, aunque retroactivamente se lo reconozca como tal. "Mental" aparece en 1948 en la clásica definición de salud en el texto de Constitución de la OMS, cuando dice "La salud es un estado de completo bienestar físico, mental y social, y no solamente la ausencia de enfermedad o falta de salud" (OMS, 2006). En Argentina, en el marco del gobierno de facto de la llamada "Revolución Libertadora", en 1955 se crearon el Instituto Nacional de Salud Mental, las primeras carreras de Psicología del país y el primer Servicio de Psicopatología en un hospital general, cuyo jefe fue Mauricio Goldenberg. En cuanto al ámbito científico gremial, en 1959 se fundó la Federación Argentina de Psiquiatras, que encaró políticamente las reformas en salud mental dirigidas por psiquiatras reformistas que luchaban contra la cultura psiquiátrica manicomial[1].

Comencé mis andares por el campo de la salud mental en 1962 trabajando justamente en el equipo de Mauricio Goldenberg. También en esos años inicié mi formación psicoanalítica. Explico esto para ubicar mis fuentes y mapeos originarios, en los que ya estaban en juego en nuestros objetivos los derechos, que en esa época no los pensábamos desde los derechos humanos sino en relación con los de ciudadanía, trabajo, dignidad y proyectos de futuro apoyados eficaz y solidariamente cuando fuera necesario. Es decir, algo que no se da en la cultura psiquiátrica manicomial que, además, trasiega sus convicciones y estigmatizaciones

1 También se creó el Consejo Nacional de Investigaciones Científicas y Técnicas de Argentina y se fundó la Editorial Universitaria de Buenos Aires. Paradojas de algunos gobiernos de facto de aquellas épocas, que valen para largo análisis para el cual no hay lugar aquí.

a muchas institucionalizaciones de la cultura. En esa época pensábamos que para terminar con los manicomios primero teníamos que llenar el territorio de opciones alternativas de promoción de salud, prevención de daños, asistencias y rehabilitaciones, y que al mismo tiempo se trabajara adentro de los manicomios con las transformaciones. Que recién entonces convenía pensar en cerrarlos por ley (como se hizo años después en Río Negro, que sancionó la Ley Provincial de Salud Mental 2440/1991, con la prohibición de existencia de hospitales monovalentes, cuando ya habían vaciado el de Allen y provisto a la provincia de dispositivos en casi todos sus lares, una tarea que comenzó en 1985). Luego llegaron los años de Terrorismo de Estado, de 1976 a 1983, después la recuperación democrática, de 1984 a 1989, y las primeras políticas públicas de derechos humanos, que posibilitaron ir entendiendo mejor los efectos del terrorismo de Estado. En esos años, durante la presidencia de Raúl Alfonsín, estuve a cargo de la Dirección Nacional de Salud Mental. Se reconoció el papel señero que desarrollaron y defendieron las organizaciones de derechos humanos durante la dictadura, que resistieron al arrasamiento y anomia generalizados en las épocas del apogeo del pánico paralizante. Hasta que esos derechos se fueron ubicando como faro reorientador y resignificador de muchas luchas dispersas, y ahora convergen sinérgicamente encarados en su marco.

Describo esto respondiendo a la implícita invitación de ellas, de escucharlas y seguirlas en sus mapeos comprometidos desde nuestra propia subjetividad, también comprometida en los efectos de su lectura. Para mí, anotar lo de recién es explicitar lo que entiendo como rasgos de generaciones distintas en los "ambientes" de ideas y experiencias en los contextos epocales de sus desarrollos de miradas sobre el campo.

A diez años de la promulgación de la LNSM y en el año en que su Decreto Reglamentario dice que no deberían continuar existiendo los hospitales monovalentes (manicomios), producen este libro, que es una crónica-relato desde sus perspectivas como actoras e investigadoras durante ese período. En el título incluyen la idea de que el texto responde a unas "coordenadas para una cartografía" y luego, en el final de cada capítulo, hablan de "trazos cartográficos" como recurso metodológico y estilístico ligado a las cartografías sociales, que permiten construir en comunidad perspectivas globales a través de un accionar participativo y, por lo tanto, transformador por sí mismo en poder identificar nuevos objetos y datos que se incorporan como ingredientes activos en las pujas por el poder.

Quiero destacar la coherencia y armonía de las maneras de incluir autores, citas, referencias documentales y periodísticas, a los que hacen hablar directamente en el texto mismo, dan ambientación de trabajo en conjunto, en comunidad, de producción de relatos y definiciones. En ese sentido, logran escribir un tratado imprescindible sobre la periodización que eligen. Que ofrecen humildemente. No se presentan como las que saben, sino como coordinadoras y catalizadoras de muchos saberes y opiniones que en conjunto producen el producto final... que no existiría sin ellas. Explicitan que nunca investigaron solitariamente sino en producciones colectivas, interdisciplinarias e intergeneracionales. Se entiende de ello que resulta que el estilo escriturario académico y de investigación logra al mismo tiempo ser equivalente a las maneras de coordinación de asambleas comunitarias o talleres de reflexión sobre quehaceres y posibilidades. Lo que no opaca sus evidentes compromisos y posiciones personales en el libro que así logran plasmar. Un texto destinado a ser de lectura imprescindible para quienes quieran entender, conocer, problematizar y seguir comprometidos con la salud mental.

Como vimos, el libro está organizado en tres coordenadas mayores que referencian la cartografía, y de cada una de ellas, sin ilusión ni alusión a querer abarcarlas por completo, iré destacando algunas particularidades y reflexiones. Más precisamente, voy a ligar aspectos de lo que van describiendo con experiencias y recuerdos míos desde el campo de lucha, en las distintas ubicaciones según las épocas, reflexionando, obviamente, con conceptualizaciones digeridas e ideologías incorporadas. La secuencia y los ordenamientos elegidos por las autoras tienen muy logradas congruencia e integración. Es imprescindible percibir sus ejes de sentido, que pueden no notarse acabadamente en una primera mirada, pero sí aparecen en las redigestiones de la lectura.

En la primera coordenada las autoras son claras al explicitar que ponen el énfasis en los procesos que se dieron luego del advenimiento de la democracia, en 1983, cuando se consolidaron actores y organismos oriundos de los derechos humanos que fueron incluyendo la problemática de los ciudadanos anomizados en los manicomios y se convirtieron en nuevos actores de valor fundamental en el campo de la salud mental. Queda implícito en el texto que no es lo único existente en el campo, que ya al ser definido como escenario de luchas incluye todos los componentes vinculados al conjunto de actividades con responsabilidades de cuidados en el fomento, protección, conservación, restablecimiento y rehabilitación de la salud mental de las personas y los grupos humanos. Esto es, con prácticas respetuosas y cumplidoras de objetivos compatibles con los valores y objetivos de la salud mental, así como con todos los componentes históricamente más estabilizados y poderosos que se le oponían, cuyo baluarte máximo de incumplimiento está en el manicomio y todas sus lógicas derivadas, y que no se limitan a estos, sino que trascienden diversas institucionalizaciones de la organización social. Creo interesante sintetizar este desarrollo al recordar cómo se constituyó, por la Reglamentación de la Ley, la CONISMA, ubicada en la Jefatura de Gabinete de Ministros, presidida por el Ministerio de Salud como autoridad de aplicación e integrada por representantes de los Ministerios de Trabajo, Empleo y Seguridad Social, Educación, Desarrollo Social, Seguridad y Justicia y Derechos Humanos. Además, por las Secretarías de Niñez, Adolescencia y Familias, la SEDRONAR y el INADI. ¡Sí!, todas esas. Un conjunto de reparticiones del

Estado tiene lugar allí porque los contenidos de todas sus tareas atañen a problemáticas vinculadas a la salud mental, de la que eran componentes antes que la Ley los reuniese.

Es un campo muy amplio[2]. Y las autoras lo saben. Ellas van resaltando e iluminando los trazos cartográficos definidos por la unión del campo de los derechos humanos con el de la salud mental. En ese trayecto, indirectamente o nítidamente, van ubicando muchos de los actores individuales o corporativos que se oponen. Al describir las vicisitudes que desarrollan en cada eje, en la "Introducción" los describen dramáticamente como

> Trazos cartográficos que no pueden dejar de interrogarnos acerca de la violencia sobre los cuerpos y la subjetividad, la desintegración social, la pérdida de lazos sociales propias del modelo asilar, pero que lo trascienden. Formas de desmantelamiento presentes también en muchas prácticas cotidianas en el campo de la salud mental.

La enumeración y descripción de los ordenamientos referenciales y de los espacios en y desde los que se producían las acciones es amplia y enriquecedora. En el período de tiempo de 1984 a 1989 que incluyen, en el que fui director nacional de Salud Mental y estuve vinculado a la Asamblea Permanente por los Derechos Humanos, no tenía conocimiento completo de todo lo que hacían los distintos grupos. Ellos tampoco sabían todo lo que generábamos en la Dirección en relación con todos sus temas. Había una profunda y bien ganada desconfianza de las actividades desarrolladas por los organismos del Estado. Hacia 1985,

---

2 "[...] por lo tanto, no se puede ni conviene acotar con precisión su campo, ya que aunque siendo oriundo de las ciencias sociales, el peso institucional y los determinantes económicos sociales determinaron que se iniciara su expansión como extensión de las actividades psiquiátricas, a las que se las ubica en un centro desde el que se desplegaban una serie de otras actividades. Cuando lo que corresponde es que las acciones de la Psiquiatría deben ser consideradas, evaluadas y replanteadas desde las pautas conceptuales y los objetivos de la salud mental" (Galli, 1968).

previamente a poner en funcionamiento el programa Servicio de Reparación de Víctimas de Terrorismo de Estado, invité a todos los equipos asistenciales de todos los organismos de derechos humanos a tener una reunión en el Ministerio. Concurrieron varios representantes de cada uno de todos los equipos que existían. Fue una reunión entrañable, profunda y muy difícil. Aun conociéndonos bastante cercanamente con muchos de ellos, les parecía muy extraño e inadecuado lo que yo planteaba y lo de reunirnos en el Ministerio les resultaba incómodo y amenazador. Estaba todavía muy encarnado el terror en todo lo estatal. Hubo que esperar hasta 2009 para que la creación estable del Centro de Asistencia a Víctimas de Violaciones de Derechos Humanos Dr. Fernando Ulloa, en el ámbito de la Secretaría de Derechos Humanos, hiciera que esas reuniones fueran confortables.

Luego de mi paso por la Dirección Nacional siguieron las experiencias demoledoras de la década de 1990, el retorno a las políticas neoliberales y el arrasamiento de gran cantidad de avances progresistas en todo lo estatal, para llegar a la época del gobierno de Néstor Kirchner, cuando se dio comienzo activo a políticas públicas de derechos humanos, asumiendo las búsquedas de Memoria, Verdad y Justicia en continuidad desarrollada y explicitada con lo que mantuvieron en todos esos años previos los organismos de derechos humanos que, *nacidos en y del arrasamiento y el terror*, habían continuado su lucha y ejercicio durante los noventa. Esa continuidad histórica sostenida con tenacidad fértil es la que las autoras toman cuando se va construyendo su conjunción con el campo de la salud mental. Después de los doce años de gobierno kirchnerista entramos en un nuevo período neoliberal, que hizo desmantelamientos y daños mayúsculos en mucho menor tiempo y mayor amplitud que en otros anteriores. Claro que también había mayor experiencia y continuidades sólidas para las resistencias, cimentadas en las experiencias habilitadas en el período anterior para los entretejidos entre los dos campos, que, pese a todos los daños, continuaron desarrollándose por donde podían.

Ahondan las autoras en la descripción de las normativas internacionales y su acogida en la LNSM, en el sentido de generar un radical cambio de lógica en los procesos de elaboración de políticas. Ya no se trataba de personas con necesidades de ser asistidas, sino sujetos con derechos que deben ser atendidos. Por lo tanto, que demandan obligaciones exigibles que deben ser cumplidas. Yo acoto que, en ese sentido, la LNSM nos desafió a todos. Aun a los que estamos de acuerdo con ella. Porque veníamos acostumbrados a entender lo que planteábamos como lo alternativo, para lo que buscábamos masa crítica de apoyos y experiencias concretas que fueran ejemplares de buenas prácticas. Con la LNSM se invirtió la lógica. Desde las perspectivas de los derechos humanos lo que plantea es lo legal y los que tienen que transformarse son los que no la cumplen. Como señalaron las autoras, se originaron profundas diferencias y luchas entre dos éticas contrapuestas: las que parten de considerar que los objetos a encarar son las enfermedades mentales –que surgieron junto con crear la equivalencia con las enfermedades físicas y la creación de los manicomios como lugar de descarga y ocultamiento de sufrimientos y miserias–, y las que propugnan, desde los postulados de la salud mental, que se trata de atender personas en sus contextos, con particular cuidado con aquellos que tienen mayores sufrimientos, y con abordajes múltiples y respetuosos de los derechos en los procesos de atención, que deben integrar personas, entorno e historias.

En la segunda coordenada, las autoras encaran la tarea de aprehender los elementos que hacen a las políticas públicas en el marco de la LNSM para tener injerencia activa en las pujas entre lo tradicionalmente instituido y lo que pugna en constituirse en instituyente y desplazarlo. Toman como eje para su análisis la descripción crítica de las políticas desarrolladas por el Ministerio de Salud desde 2010 hasta la actualidad, principalmente centrada en las sucesivas gestiones de la DNSMyA, restituida en ese año luego de su descategorización en 1990. Sobre algunas de ellas voy a comentar mi punto de vista.

La gestión de Yago Di Nella fue de importancia fundamental por su tesón, capacidades de decisión y de organización de múltiples grupos de trabajos. Parece interesante señalar que eso acaeció en un Ministerio de Salud que no era armónico con esas pujanzas. El mayor apoyo político y la posibilidad de contar con financiaciones facilitadoras del armado de los equipos de la DNSMyA y de muchos equipos en varias provincias, tanto para trabajar en salud mental y adicciones en hospitales generales como en dispositivos habitacionales, provenía del respaldo y el financiamiento de la Jefatura de Gabinete de Ministros. Esto queda respaldado por la coincidencia temporal entre el cambio de titular de esa Jefatura y el final de Di Nella en su cargo. Es un claro ejemplo de la importancia de los apoyos políticos y de financiaciones para que las capacidades técnicas de gestión creativa puedan sostenerse y desarrollarse.

En el otro extremo, en la gestión de Andrés Blake en los dos primeros años del gobierno neoliberal de Mauricio Macri, se dio todo lo contrario. También muy apoyado políticamente, claro que para romper todo lo que tuviera que ver con el cumplimiento de la LNSM y su Decreto Reglamentario, mostró dramáticamente el encono, desprecio y odio por los marcos legales y la validación de los usuarios del sistema de salud mental como sujetos de derecho. Fue durante su gestión que el Ministerio tomó un proyecto de cambios para el Decreto Reglamentario, sobre la base de una propuesta de la Asociación de Médicos Municipales, que trastocaba totalmente el espíritu y la letra de la LNSM. Por suerte, el cambio de ministros de Salud interrumpió la inminente firma en Presidencia, ya que el entrante escuchó las voces que se habían alzado en contra, realizó más consultas y decidió no innovar[3]. Era el comienzo de la gestión de Luciano Grasso en la DNSMyA.

Del capítulo "La persistente violencia institucional: las venas abiertas del campo de la salud mental" realzo el efecto contrastante que produce con el capítulo anterior, que se refería a las variaciones en las políticas públicas. Homologando el célebre título de Galeano, hacen una dolorosa incursión por el modo en que, así como siguen sangrando las venas abiertas de América Latina, lo siguen haciendo también las de nuestro campo, como cruel invariante que parece quedar fuera de la temporalidad.

Lo que también destaco en esta coordenada es la ponderada descripción de las vicisitudes de las prácticas alternativas y sustitutivas al manicomio, que ayuda a entender y derivar que la hegemonía del modelo hospitalocéntrico queda dramatizada en la manera de definir esas prácticas por oponerse a él y no por sus valores propios. Queda claro que muchas de ellas parten de alternativas al encierro de los que ya lo están padeciendo, como instancias intermedias hacia un retorno a la comunidad, a "mitad de camino" en ese recorrido. Y lo que falta es poder jerarquizar y centralizar la mirada sobre nuevos dispositivos originales y creativos surgidos en el territorio, ubicables dentro de la estrategia de atención primaria, cuyos despliegues están bastante entrecortados y empobrecidos por las políticas predominantes en el sector salud en general y por la complejidad mayor que tiene crear artesanalmente nuevos dispositivos

3 Un evento similar pero más sigiloso acaeció en 2013 antes de la firma presidencial del Decreto Reglamentario de la LNSM. Lo que estaba a la firma presidencial era producto de meses de trabajos en equipos interdisciplinarios realizados en casi todo el país. Parece que, sin la participación de Matilde Massa, se intentó cambiarlo por uno presentado por la Facultad de Medicina de la UBA, realizado exclusivamente por psiquiatras. Intento que pudo ser frenado.

estimulantes del desarrollo mental, ocupacional, socializadores y generadores de proyectos de futuro distintos. Claro que falta porque todavía hay poco para mostrar sobre eso.

En la primera parte de la tercera coordenada, al incorporar los dispositivos previstos en la Ley y en su Decreto Reglamentario como garantes de derechos, al reconocerlos como "actores sociales" desde antes de describir sus funcionamientos, las autoras rescatan válidamente que están logrando entrar en la agenda política, haciéndose oír y consolidando efectos en sus gestiones. Esto es, que las personas que los constituyen cumplen sus objetivos institucionales sin burocratizaciones anulantes, sosteniéndose aún en épocas de malos vientos para el cumplimiento de sus tareas. Es un capítulo para estudiar cuidadosamente.

Voy a hacer una deriva asociativa, aprovechando parte de lo que desarrollan. Me refiero a los que son dispositivos originados y/o alojados en el Ministerio Público de la Defensa: el Órgano de Revisión Ley Nacional de Salud Mental 26.657, la Unidad de Letrados Art. 22 de la Ley 26.657 y la Unidad de Letrados de Personas Menores de Edad Art. 22 de la Ley 26.657. A pesar de las vicisitudes e interrupciones que se dieron en las políticas del Ministerio de Salud, aunque los afectaron porque variaban las condiciones en terreno y aparecían mayores obstáculos, ellos tenían continuidad en sus objetivos, respaldo legal y tareas a desempeñar. Es algo semejante a lo que en algunas de las páginas anteriores hablaba de la continuidad en las luchas por los derechos humanos, que surgieron en medio del terror, enfrentándolo y sosteniéndose a través del tiempo, aun con varias épocas de retornos a la persecución y a la descalificación. Por el contrario, los equipos de trabajo asistencial de salud mental, en esas interrupciones, sufren fracturas y desilusiones en las posibilidades de acción y de capacitación. Tanto los de responsabilidades de conducción como, fundamentalmente, los de los mismos sistemas asistenciales. Esas interrupciones en las continuidades existenciales profesionales, en los procesos identificatorios y en los proyectos vitales, dejan marcas e interrumpen trayectos.

La culminación del libro con las voces de las usuarias y los usuarios de los servicios de salud mental y de sus familiares no sólo son un fresco sincero, son el testimonio de su lugar de actores imprescindibles a ser tomados en cuenta como miembros activos en las tomas de decisiones en el interior del campo de la salud mental.

El campo de la salud mental sigue dinámicamente abierto y continuando en sus luchas. Ahora enriquecido con el libro de Silvia Faraone y Alejandra Barcala.

Bibliografía

Abramovich, V. (2006). "Una aproximación al enfoque de derechos en las estrategias y políticas de desarrollo", en *Revista de la Cepal*, n.º 88, abril.

AGT (2013). "Niñez, adolescencia y Salud Mental en la Ciudad de Buenos Aires. Informe final de gestión del Ministerio Público Tutelar 2007-2013". Buenos Aires: Eudeba-Ministerio Público Tutelar, Poder Judicial de la CABA.

Alberdi, J. (2003). *Reformas y contra-reformas. Políticas de salud mental en Argentina*. Rosario: Universidad Nacional de Rosario.

Almeida, C. (2002). "Reforma de sistemas de servicios de salud y equidad en América Latina y el Caribe: algunas lecciones de los años 80 y 90", en *Cadernos de Saúde Pública*, vol. 18, n.º 4, pp. 905-925. Disponible en https://bit.ly/2MaFdbx [consulta, marzo de 2020].

Alves, P. (1993). "A experiência da enfermidade: considerações teóricas", en *Cadernos de Saúde Pública*, n.º 9.

Amarante, P. (2006). *Locos por la vida. La trayectoria de la reforma psiquiátrica en Brasil*. Buenos Aires: Madres de Plaza de Mayo.

Amarante, P. (2009). *Superar el manicomio. Salud mental y atención psicosocial*. Buenos Aires: Topía.

Amendolaro, R., M. Laufer Cabrera y G. Spinelli (2015). "Salud Mental y Código Civil Argentino en el siglo XXI: cambio cultural, interdisciplina, capacidad jurídica, internación. De cómo las prácticas modifican las visiones y las visiones las prácticas", en *Revista Interdisciplinaria de Doctrina y Jurisprudencia Derecho de Familia*, n.º 69, mayo. Disponible en https://bit.ly/2Ahi8kW [consulta, noviembre de 2019].

Ardila Gómez, S. (2019). *En nombre propio. Relatos de vida de mujeres que tuvieron internaciones psiquiátricas prolongadas y ahora viven en la comunidad.* Buenos Aires: Dirección Nacional de Salud Mental y Adicciones. Disponible en https://bit.ly/36F9Tem [consulta, marzo de 2020].

Ardila Gómez, S. y E. Galende (2011). "El concepto de comunidad en salud mental comunitaria", en *Salud Mental y Comunidad,* año 1, n.º 1. Disponible en https://bit.ly/2XeTV7D [consulta, marzo de 2020].

Asociación Madres de Plaza de Mayo (2002). "Programa del I Congreso Internacional de Salud Mental y Derechos Humanos". Buenos Aires.

Asociación Madres de Plaza de Mayo (2007). "Programa del V Congreso Internacional de Salud Mental y Derechos Humanos". Buenos Aires.

Augsburger, A. C. (2002). "De la epidemiología psiquiátrica a la epidemiología en salud mental: el sufrimiento psíquico como categoría clave", en *Cuadernos médicos sociales,* n.º 80.

Augsburger, A. C. (2004). "La inclusión del sufrimiento psíquico: un desafío para la epidemiología", en *Psicologia & Sociedade,* vol. 6, n.º 2, pp. 71-80.

Augsburger, A.C., S.S. Gerlero y E. Taboada (comps.) (2016). "Jornada de Salud Mental: las políticas públicas en salud mental a cinco años de la sanción de la Ley Nacional". Rosario: Instituto de Salud Juan Lazarte. Disponible en https://bit.ly/3anZ02J [consulta, marzo de 2020].

Badiou, A. (2003). *El ser y el acontecimiento.* Buenos Aires: Manantial.

Bang, C. (2014). "Trabajando desde el arte. Un descubrimiento constante de potencialidades para la salud mental comunitaria", en *Desafíos, la revista del centro de estudio y capacitación: salud, Salud mental,* año 1 n.º 1. Disponible en https://bit.ly/2yNrWCM [consulta, enero de 2020].

Barcala, A. (2010). "Estado, infancia y salud mental: impacto de las legislaciones en las políticas y en las prácticas de los actores sociales estatales en la década del 90". Tesis doctoral, Facultad de Psicología, UBA.

Barcala, A. (2011). "Los dispositivos de atención en niños, niñas y adolescentes con padecimiento en su salud mental en la Ciudad Autónoma de Buenos Aires", en *Panoramas en salud mental*. Buenos Aires: Ministerio Público Tutelar-Eudeba. Disponible en https://bit.ly/2U2mUJQ [consulta, enero de 2020].

Barcala, A. (2015a). "Medicalización de la niñez: prácticas en salud mental y subjetividad de niños, niñas y adolescentes con sufrimiento psicosocial", en A. Barcala y L. Lucini Conde (comp.), *Salud mental y niñez en la Argentina. Legislaciones, políticas y prácticas*. Buenos Aires: Teseo.

Barcala, A. (2015b). "Salud mental y niñez en la Ciudad Autónoma de Buenos Aires", en A. Barcala y L. Luciani Conde (comp.), *Salud mental y niñez en la Argentina. Legislaciones, políticas y prácticas*. Buenos Aires: Teseo.

Barcala, A. (2016). "Interdisciplina y Ley de Salud Mental. El trabajo interdisciplinario enmarcado en el apoyo a la defensa técnica a personas internadas en forma involuntaria", en *Revista del Ministerio Público de Defensa de la Nación*, n.º 11, diciembre, pp. 71-79. Disponible en https://bit.ly/3dg1TDe [consulta, abril de 2020].

Barcala, A. (2018a). "Niñez e Institucionalización psiquiátrica: violencias en contextos de encierro. Salud Mental, políticas públicas y derechos humanos", en P. Vommaro, A. Barcala y L. Rangel (ed.), *Infancias y juventudes: diversidades, prácticas y perspectivas en derechos y políticas*. Buenos Aires: CLACSO; Bogotá:

Fundación Centro Internacional de Educación y Desarrollo Humano CINDE; Manizales: Universidad de Manizales.

Barcala A. (2018b). "Salud Mental y niñez: Un contexto de tensiones, contradicciones y paradojas", en *Topia*, año XXVIII, n.º 82, abril. Disponible en https://bit.ly/2McvdOU [consulta, abril de 2020].

Barcala, A. (2019). "Discursos en salud mental: construcción de subjetividades en la niñez en la ciudad de Buenos Aires", en *Interface* (Botucatu). Disponible en https://bit.ly/36ETYNi [consulta, abril de 2020].

Barcala, A., F. Torricelli, P. Álvarez Zunino y J. Marotta (2009). "Programa de atención comunitaria a niños/as y adolescentes con trastornos mentales severos: una construcción que articula la experiencia clínica, la investigación académica y su transferencia al sistema sanitario", en *Vertex*, vol. XX, n.º 86, pp. 282-292. Disponible en https://bit.ly/36Jd2Ks [consulta, abril de 2020].

Barcala, A. y F. Torricelli (2013). "Ampliando los márgenes de la clínica. Trayectoria de un Programa de Salud Mental Comunitaria para niños, niñas y adolescentes desde una perspectiva de derechos en la Ciudad de Buenos Aires", en *Vertex*, vol. XIV, n.º 107, pp. 67-75. Disponible en https://bit.ly/2XfTzxH [consulta, abril de 2020].

Barcala A. y M. Laufer Cabrera (2015). "La Ley Nacional de Salud Mental y su enfoque de derechos humanos: la interdisciplina y el nuevo rol de la defensa pública", en S. Faraone, E. Bianchi y S. Giraldez, *Determinantes de la salud mental en ciencias sociales. Actores, conceptualizaciones y políticas en el marco de la Ley 26.657*. Buenos Aires: UBA Sociales.

Barcala, A. y L. Lucini Conde (2015). *Salud mental y niñez en la Argentina. Legislaciones, políticas y prácticas.* Buenos Aires: Teseo.

Barcala, A., L. Luciani Conde, A. Wilner, C. Tisera y G. Prol (2019a). "Niñez y violencias institucionales en la internación por salud mental: estudio exploratorio en la Ciudad de Buenos Aires", en A. Barcala y L. Poverene (comp.), *Salud Mental y Derechos Humanos en las Infancias y Adolescencias. Investigaciones actuales en Argentina*. Remedios Escalada: UNLa.

Barcala, A., F. Toricelli, L. Poverene, A. Michalewicz y C. Lorenzini (2019b). "Niñez y adolescencia: evaluación de las modalidades de cuidados en servicios de salud mental en la Argentina", en A. Barcala y L. Poverene (comp.), *Salud Mental y Derechos Humanos en las Infancias y Adolescencias. Investigaciones actuales en Argentina*. Remedios Escalada: UNLa.

Basaglia, F. (1972). *La institución negada. Informe de un hospital psiquiátrico.* Buenos Aires: Barral.

Basaglia, F. (1986). *La institución psiquiátrica de la violencia en razón locura y sociedad.* México: Siglo XXI.

Basaglia, F. (1999). "La institución psiquiátrica de la violencia", en *Razón, locura y sociedad*. México: Siglo XXI

Bauleo, A. (2007). "Crónica de una táctica necesaria", en *Subjetivación clínica insurgencias*. Buenos Aires: Madres de Plaza de Mayo.

Bega Martínez, R. (2019). "Atravesar las rejas: mujeres en manicomios, violencias y encierro", en M. Miranda (comp.), *Las locas. Miradas interdisciplinarias sobre género y salud mental*. La Plata: Universidad Nacional de La Plata.

Benedetti, E. (2014). "¿Qué puede el hospital? Las Casas Amigables como estrategia de anudamiento en nivel primario ante las urgencias y el desamparo", en AA. VV. *¿Cómo intervenir en las urgencias? Nuevas subjetividades, nuevos dispositivos. 2as Jornadas de Salud Mental y Adicciones*. Buenos Aires: Ediciones Licenciada Laura Bonaparte.

Bianchi, E. (2012). "ADHD y discursos de la salud sobre la infancia en el AMBA (1994-2011)". Tesis de maestría en Investigación Social, Facultad de Ciencias Sociales, UBA.

Bianchi, E. (2016). "Diagnósticos psiquiátricos infantiles, biomedicalización y DSM: ¿hacia una nueva (a)normalidad?", en *Revista Latinoamericana de Ciencias Sociales, Niñez y Juventud*, n.º 14, pp. 417-430.

Bianchi, E. y S. Faraone (2015). "El trastorno por déficit de atención e hiperactividad (TDA/H). Tecnologías, actores sociales e industria farmacéutica", en *Physis Revista de Saúde Coletiva*, n.º 1, pp. 75-98.

Bianchi, E. y S. Faraone (2018). "Diagnósticos y fármacos en las infancias. Una perspectiva analítica desde las ciencias sociales", en S. Faraone y E. Bianchi, *Medicalización, salud mental e infancias*. Buenos Aires: Teseo.

Bleichmar, S (2009). *La subjetividad en riesgo*. Buenos Aires: Topía.

Bleichmar, S. (2010). *El desmantelamiento de la subjetividad. Estallido del Yo*. Buenos Aires: Topía.

Boltanski, L. (2000). "De aquello que la gente es capaz" y "La denuncia pública", en L. Boltanski, *El amor y la justicia como competencias: tres ensayos de sociología de la acción*. Buenos Aires: Amorrortu.

Bourdieu, P. (1990). "Algunas propiedades de los campos", en P. Bourdieu, *Sociología y cultura*. México: Grijalbo.

Brehil, J. (2010). "Hacia un nuevo paradigma de los derechos humanos y la salud", en boletín *Derechos del Pueblo*, n.º 176, abril. Comisión Ecuménica de Derechos Humanos, Ecuador.

Brizuela, F. (2016). "Repensando la cartografía. De la representación objetiva del territorio al acto rizomático de mapear", en *Quid 16*. Revista del Área de Estudios Urbanos del Instituto de Investigaciones Gino Germani, Facultad de Ciencias Sociales, UBA.

Bustelo, E. (1995). "La producción del Estado de Malestar. Ajuste y política social en América Latina", en A. Minujin (comp.), *Cuesta abajo. Los nuevos pobres: efectos de la crisis en la sociedad argentina.* Buenos Aires: Unicef-Losada.

Butler, J. (2006). *Deshacer el género.* Barcelona: Paidós.

Cáceres. C., I. Druetta, M. Hartfiel y M.R. Riva Roure (2009). "El PREA, una experiencia alternativa a las lógicas manicomiales", en *Vertex,* vol. XX, n.º 86, pp. 209-307. Disponible en https://bit.ly/2WAEGoT [consulta, marzo de 2020].

Campos, G. W. S. (1995) "Sobre la reforma de los modelos de atención: un modo mutante de hacer salud", en *Cuadernos Médicos Sociales,* n.º 65-66, pp. 81-93. Rosario.

Capurro Robles, F. y J. Freije (2014). "Viejas herramientas, nuevos caminos para la actividad jurisdiccional en materia de protección de las personas con padecimientos mentales", en *Derecho de Familia. Revista Interdisciplinaria de Doctrina y Jurisprudencia,* n.º IV, agosto.

Carman, M. (2011). *Las trampas de la naturaleza. Medio ambiente y segregación en Buenos Aires.* Buenos Aires: Fondo de Cultura Económica.

Castel, R. (1986): *Las metamorfosis de la cuestión social.* Buenos Aires: Paidós.

Castro, E. (2004). *El vocabulario de Michel Foucault.* Buenos Aires: Prometeo.

CCHSMyA (2016). "Informe 'Actualidad de la implementación de la Ley Nacional de Salud Mental en Argentina'". Disponible en https://bit.ly/2XdrHKp [consulta, febrero de 2020].

CCHSMyA (2019). "Declaración 'Hacer con otros' por la plena implementación de Ley Nacional de Salud Mental y Adicciones". Disponible en https://bit.ly/36FJxJa [consulta, febrero de 2020].

Cefaï, D. (2011). "Como uma associacao nasce para o público: vinculos locais e arena pública em torno da associacao La Bellevilleuse, em Paris", en D. Cefaï, M.A.

Da Silva Mello, F. Berocan Veiga y F. Reis Mota (org.), *Arenas públicas. Por uma etnografia da vida associativa.* Niterói-Rio de Janeiro: Eduff.

Cefaï, D. (2012). "¿Qué es una arena pública? Algunas pautas para un acercamiento pragmático", en D. Cefaï e I. Joseph, *La herencia del pragmatismo. Conflictos de urbanidad y pruebas de civismo.* La Tour d'Aigues: Editions de l'Aube. Disponible en https://bit.ly/2M7oE0h [consulta, diciembre de 2019].

CELS (2013). "Informe sobre la actuación de la Policía Metropolitana en situaciones de protesta y/o conflicto social". Disponible en https://bit.ly/3clSN6N [consulta, abril de 2020].

CELS (2015a). *Derechos humanos en la Argentina. Informe 2015.* Buenos Aires: Siglo XXI.

CELS (2015b). "Cruzar el muro. Desafíos y propuestas para la externación del manicomio". Disponible en https://bit.ly/2WJnlKt [consulta, julio de 2020].

CELS (2017a). "Ley de Salud Mental: un cambio por decreto de su reglamentación elimina la perspectiva de DD.HH". Disponible en https://bit.ly/3ccqPdh [consulta, abril de 2020].

CELS (2017b). "El recrudecimiento del dispositivo manicomial", en *Derechos humanos en la Argentina. Informe 2017.* Buenos Aires: Siglo XXI. Disponible en https://bit.ly/2McDN0k [consulta, abril de 2020].

CELS (2017c). "El litigio de reforma estructural como herramienta para la implementación de la Ley Nacional de Salud Mental: el caso Melchor Romero y la protección de los grupos vulnerables". Disponible en https://bit.ly/3dgf0UP [consulta, abril de 2020].

CELS (2017d). "La situación de las mujeres en el hospital psiquiátrico Dr. Alejandro Korn Melchor Romero". Disponible en https://bit.ly/36JBLOp [consulta, abril de 2020].

CELS (2019). "Audiencia ante la CIDH sobre los hospitales psiquiátricos de la Argentina". Disponible en https://bit.ly/2An48WA [consulta, abril de 2020].

CELS y MDRI (2008). *Vidas arrasadas. La segregación de las personas en los asilos psiquiátricos de la Argentina*. Centro de Estudios Legales y Sociales-Mental Disability Rights Internacional. Buenos Aires: Siglo XXI.

CIDH (2006). "Sentencia Caso Ximenes Lopes vs. Brasil", 4 de julio. Corte Interamericana de Derechos Humanos.

Clarín (2017). "Adolfo Rubinstein: 'Es más efectivo desde lo sanitario que cuanta más azúcar tenga la bebida, más impuesto pague'", 23 de noviembre. Disponible en https://bit.ly/2MlXuCH [consulta, abril de 2020].

Cohen H. y G. Natella (1994). *Trabajos en salud mental. La desmanicomialización en Río Negro*. Buenos Aires: Lugar.

Cohen, H y G. Natella (2013). *La desmanicomialización: Crónica de la reforma del Sistema de Salud Mental en Río Negro.* Buenos Aires: Lugar.

CONISMA (2014). "Recomendaciones a las universidades públicas y privadas Artículo 33º Ley Nacional Nº 26.657". Disponible en https://bit.ly/3cgsb75 [consulta, abril de 2020].

CONISMA (2015a). "Lineamientos para la mejora de la formación de profesionales en salud mental". Disponible en https://bit.ly/3cdVOpE [consulta, abril de 2020].

CONISMA (2015b). "Lineamientos para la mejora de la formación de profesionales en salud mental. Anexos disciplinares". Disponible en https://bit.ly/3cdVOpE [consulta, abril de 2020].

Conrad, P. y D. Potter (2003). "From hyperactive children to ADHD adults. Observations on the expansion of medical categories", en P. Conrad y V. Leiter (ed.), *Health and health care as social problems*. Reino Unido: Rowman & Littlefield.

Cooper, D. (1985). *Psiquiatría y antipsiquiatría*. Barcelona: Paidós.

Corda, A. (2015). "Criminalización de los usuarios de drogas en la Argentina", en *Voces en el Fénix*, n.º 42. Disponible en https://bit.ly/2Md2r0C [consulta, febrero de 2020].

CPM (2018). "Informe anual 2018. El sistema de la crueldad XII. Sobre lugares de encierro, políticas de seguridad, salud mental y niñez en la provincia de Buenos Aires". Comisión Provincial por la Memoria. Disponible en https://bit.ly/2M7YOZW [consulta, diciembre de 2019].

CPM (2019). "Informe anual 2019. El sistema de la crueldad XIII. Sobre lugares de encierro, políticas de seguridad, salud mental y niñez en la provincia de Buenos Aires. Comisión Provincial por la Memoria". Disponible en https://bit.ly/3cbtX9z [consulta, diciembre de 2019].

Crivelli, N. y C. Müller (2016). "La violencia institucional y su comunicación pública: El caso de la represión en el Hospital Borda", en *Memoria Académica, IX Jornadas de Sociología de la UNLP*, 5 al 7 de diciembre. Ensenada: Universidad Nacional de La Plata. Facultad de Humanidades y Ciencias de la Educación. Disponible en: https://bit.ly/3dg5eCi [consulta, noviembre de 2019].

Crespo Kaul, H., M.L. Flogar y R. Muñoz Genestoux (2019). "Todas las rutas llevan a... Descripción transinstitucional de internaciones de niños, niñas y adolescentes en hospitales públicos y privados de la Ciudad Autónoma de Buenos Aires", en A. Barcala y L. Poverene (comp.), *Salud mental y derechos humanos en las infancias y adolescencias*. Remedios Escalada: UNLa.

CSJN (2005). Fallo "Tufano, R.A. s/internación". Disponible en https://bit.ly/2XbQy1j [consulta, enero de 2019].

CSJN (2008). Fallo "M., R.J. s/Insania". Disponible en https://bit.ly/2MdmkVv [consulta, enero de 2019].

CSJN (2009). Fallo "Arriola y otros s/ causa n.º 9080". Disponible en https://bit.ly/2XdwADf [consulta, enero de 2019].

Defensoría de la Provincia de Buenos Aires (2018). "Salud mental: clausura de la comunidad terapéutica San Camilo". Disponible en https://bit.ly/2XfmVMC [consulta, abril de 2020].

De Gemmis, V. (2018). "Experiencias innovadoras en salud mental. Del zoo al arte: 'Del invento a la herramienta'", en *Voces en el Fénix*. Disponible en https://bit.ly/3dhVg3d [consulta, febrero de 2020].

Deleuze, G. y F. Guattari (2002). *Rizoma y otros textos*. Madrid: Editora Nacional.

De Sousa Santos, B. (1998). "Hacia una concepción multicultural de los derechos humanos", en B. de Sousa Santos, *De la mano de Alicia: lo social y lo político en la posmodernidad*. Bogotá: Siglo del Hombre-Uniandes.

Dinerstein, A. (2001). "El poder de lo irrealizado. El corte de ruta en Argentina y el potencial subversivo de la mundialización", en *Osal*, n.º 5, pp. 11-16. Disponible en: https://bit.ly/3dgYTGu [consulta, diciembre de 2019].

DNSMyA (2011a). "Las 50 principales acciones de trabajo en 1 año y 8 meses de gestión. Hacia la construcción de un nuevo modelo nacional en salud mental y adicciones". Dirección Nacional de Salud Mental. Ministerio de Salud de la Nación.

DNSMyA (2011b). "Informe de gestion período abril 2010-noviembre 2011". Dirección Nacional de Salud Mental. Ministerio de Salud de la Nación.

DNSMyA (2015). "Políticas públicas en salud mental. Enfoques, estrategias y experiencias con base en la comunidad". Disponible en https://bit.ly/2yJdfAy [consulta, diciembre de 2019].

Elentrerios (2019a). "La Asociación Antidrogas cargó contra el Juez Weimberg y Emilio Castrillón por la Comunidad Terapéutica Ibicuy", 21 de junio. Disponible en https://bit.ly/3ddJHtO [consulta, febrero de 2020].

Elentrerios (2019b). "Un referente nacional en adicciones le escribió a Castrillón por la Comunidad Terapéutica Ibicuy", 2 de julio. Disponible en https://bit.ly/3cfsgrA [consulta, febrero de 2020].

El ojo digital (2016). "Diputados pondrán freno a abusos de la Ley de Salud Mental", 23 de septiembre. Disponible en https://bit.ly/36F0zr2 [consulta, febrero de 2020].

Elvira, M. (2012). "Participación en salud mental comunitaria", en *Salud Mental y Comunidad,* n.º 2. Disponible en https://bit.ly/36ImyNV [consulta, diciembre de 2019].

Entreriosahora (2019). "El negocio detrás de la crítica a un juez", 26 de junio. Disponible en https://bit.ly/2Xdyzrb [consulta, febrero de 2020].

Faraone S. (2005). "Desinsititucionalización: un modelo alternativo para el abordaje en salud mental o una política de reducción administrativa". Tesis de maestría en Salud Pública, UBA.

Faraone, S. (2008). "Medicalización de la infancia: Una mirada desde la complejidad de los actores y de las políticas", en *Topía,* año XVIII, n.º 53, agosto. Disponible en https://bit.ly/2MaqlKr [consulta, diciembre de 2019].

Faraone, S. (2012a). "Cartografía de la des/institucionalización en salud mental en la Argentina (1983-2010). Tensiones, conflictos y oportunidades en las políticas y las prácticas". Tesis doctoral, Facultad de Ciencias Sociales, UBA.

Faraone, S. (2012b). "El acontecimiento de la Ley Nacional de Salud Mental. Los debates en torno a su sanción", en revista *Debate Público. Reflexión de Trabajo Social,* año 2, n.º 4.

Faraone, S. (2013a). "La conformación de un colectivo de salud mental. De la experiencia Oliveros a la Dirección de Salud Mental", en Faraone, S. y Valero, A. (comp.), *Dilemas en Salud Mental. Sustitución de lógicas manicomiales.* Buenos Aires: Madres de Plaza de Mayo.

Faraone, S. (2013b). "Reformas en salud mental. Dilemas en torno a las nociones, conceptos y tipificaciones", en revista *Salud Mental y Comunidad,* año 3, n.º 3, pp. 29-41.

Faraone, S. (2015). "Reformas estructurales, contexto nacional y proceso de transformación en el campo de la Salud Mental", en S. Faraone, E. Bianchi, E. y S. Giraldez, *Determinantes de la salud mental en Ciencias Sociales. Actores, conceptualizaciones, políticas y prácticas en el marco de la Ley 26.657.* Buenos Aires: UBA Sociales.

Faraone, S. (2018). "Normativa, paradigmas y conceptos. Avances, resistencias y tensiones", en S. Faraone y E. Bicanchi (comp.) *Medicalización, salud mental e infancias: perspectivas y debates desde las ciencias sociales en Argentina y el sur de América Latina.* Buenos Aires: Teseo. Disponible en: https://bit.ly/2Xc4LeO [consulta, diciembre de 2019].

Faraone, S., A. Barcala, F. Torricelli, E. Bianchi, I. Ballesteros, M.C. Tamburrino, V. López Casariego y C. Leone (2008). "Campo salud", en C. Arizaga y S. Faraone, *La medicalización de la infancia. Niños, escuela y psicotrópicos.* SEDRONAR–II.GG. Disponible en: https://bit.ly/36JFyeB [consulta, diciembre de 2019].

Faraone, S., A. Barcala, E. Bianchi y F. Torricelli (2009). "La industria farmacéutica en los procesos de medicalización/medicamentalización en la infancia", en *Revista Margen,* n.º 54, pp. 1-10. Disponible en https://bit.ly/3etuQvF [consulta, diciembre de 2019].

Faraone, S., A. Barcala, F. Torricelli, E. Bianchi y M.C. Tamburrino (2010). "Discurso médico y estrategias de marketing de la industria farmacéutica en los procesos de medicalización de la infancia en Argentina", *Interface,* vol. 14, n.º 34, pp. 485-497.

Faraone, S., A. Valero, Y. Geller, E. Rosendo, E. Bianchi, E. y N. Boucht (2011). "De prácticas represivas a prácticas integrales y de cuidado en salud mental: la experiencia del corralito", en R. Pinheiro y P. Martins, *Usuários, redes sociais, mediações e integralidade em saúde*. CEPES-IMS/UERJ.

Faraone, S. y E. Bianchi (2018). "The Journey of ADHD in Argentina: From the Increase in Methylphenidate Use to Tensions among Health Professionals", en Bergey, M.; Filipe, A.; Conrad, P. y Singh, I. (2018). *Global Perspectives on ADHD: Social Dimensions of Diagnosis and Treatment in 16 Countries*. Baltimore: Johns Hopkins University.

Fenoglio, H. (2014). "Avances y Límites de la Ley Nacional de Salud Mental. Un análisis de la Ley desde la perspectiva de la Salud Mental Comunitaria", en *Topía*, año XXIV, n.º 72, noviembre. Disponible en https://bit.ly/3ccAJvK [consulta, diciembre de 2019].

Ferigato, S., A. Sy y S. Resende Carvalho (2011). "Explorando las fronteras entre la clínica y el arte: relato de una experiencia junto al Frente de Artistas del Borda", en *Revista Salud Colectiva*, vol. 7, n.º 3, pp. 347-363.

Folgar, M.L. (2016). "Consumo problemático de sustancias psicoactivas de NNyA en situación de calle. Vulnerabilidad extrema: tensión entre el discurso jurídico y la realidad", en *Revista del Ministerio Público de Defensa de la Nación*, n.º 11, diciembre. Disponible en https://bit.ly/3cescIw [consulta, diciembre de 2019]

Foucault, M. (1987). *Historia de la sexualidad*, t. I "La voluntad de saber". México: Siglo XXI.

Foucault, M. (1991). *Microfísica del poder*. Madrid: La Piqueta.

Foucault, M. (1997). "Los espacios otros", conferencia pronunciada en el Centre d'Études architecturales el 14 de marzo de 1967, en *Astrágalo*, n.º 7, septiembre. Disponible en https://bit.ly/2McRTi1 [consulta, enero de 2020].

Foucault, M. (2004). *Nietzsche, la genealogía, la historia.* Valencia: Pre-Textos.

Foucault, M. (2007). *El poder psiquiátrico.* Buenos Aires: Fondo de Cultura Económica.

Foucault, M. (2008). *Los anormales.* Buenos Aires: Fondo de Cultura Económica.

Franco, T.B. y E.E. Merhy (2013). *Trabalho, produção do cuidado e subjetividade em saúde. Textos Reunidos.* São Pablo: Hucitec.

Galante A., D. Rossi, P. Goltzman y M.P. Pawlowicz (2009). "Programas de reducción de daños en el escenario actual. Un cambio de perspectiva", en *Revista Escenarios,* n.º 14, noviembre, pp. 113-121. Disponible en https://bit.ly/2XM51jw

Galante, A., M.P. Pawlowicz, D. Rossi, A. Corda, G. Touze y P. Goltzman (2012). "El fallo Arriola: Debate en torno a la desjudicialización de la atención sanitaria de los usuarios de drogas". Presentación, V Encuentro Internacional "Aportes a la construcción de lo público", Carrera de Trabajo Social, UBA. Disponible en https://bit.ly/2Xe1ifB [consulta, enero de 2020].

Galende, E. (1990). *Psicoanálisis y salud mental.* Buenos Aires: Paidós.

Galende, E. (1997a). *De un horizonte incierto. Psicoanálisis y salud mental en la sociedad actual.* Buenos Aires: Paidós.

Galende, E. (1997b). "Situación actual de la salud mental en la Argentina", en revista *Salud, Problemas y Debate,* n.º 17, verano, pp. 22-31.

Galende, E. (2007). "Derechos humanos y salud mental: la cuestión ética", en *Subjetivación clínica insurgencias.* Buenos Aires: Madres de Plaza de Mayo.

Galende, E. (2008). "Desmanicomialización institucional y subjetiva", en *Psicoanálisis,* vol. XXX, n.º 2/3, pp. 395-427.

Galende, E. (2008). *Psicofármacos y salud mental.* Buenos Aires: Lugar.

Galende (2011). "Editorial", en *Salud Mental y Comunidad*, año 1, n.º 1. Disponible en https://bit.ly/2XeTV7D [consulta, enero de 2020].

Galende, E. (2015). *Conocimiento y prácticas de salud mental*. Buenos Aires: Lugar.

Galende, E. (2018). *Salud mental, cultura y sociedad: los desafíos para abordar el dolor psíquico actual*. Madrid: Académica Española.

Galende, E. y A.J. Kraut (2016). "La intervención estatal en defensa del paciente", en *Revista del Ministerio Público de Defensa de la Nación*, n.º 11, diciembre. Disponible en https://bit.ly/3cescIw [consulta, enero de 2020].

Galli, V. (1968). *Salud mental. Definiciones y problemas*. Dirección Nacional de Salud Mental, Ministerio de Salud y Acción Social.

Galli, V. (1987). "Documento de trabajo para el Primer Congreso de Programas Participativos a nivel Nacional, Buenos Aires 10-11 de agosto de 1987".

Galli, V. (2011). "Problemática de la salud mental en Argentina", en *Voces en el Fénix*. Disponible en https://bit.ly/3gD9bmr [consulta, diciembre de 2019].

Galli, V. (2019). "Salud Mental y Derechos Humanos en los servicios territoriales y en Juicios de Lesa Humanidad. Entrevista a Vicente Galli", en revista *Salud Mental y Comunidad*, año 6, n.º 7, pp. 138-149.

Ghiselli, S., G. Mastellone, C. Orellana, J. Porcel y M.X. Tesouro (2018). "Espacios de posibilidad: transiciones en el hacer territorial". Presentación, 5as jornadas de salud mental y adicciones, Hospital Nacional de Salud Mental y Adicciones Lic. Laura Bonaparte.

Goffman, E. (2004). *Internados. Ensayos sobre la situación social de los enfermos mentales*. Buenos Aires: Amorrortu.

Goltzman, P. (2015). "Notas sobre el trabajo en drogas desde el territorio", en *Voces en el Fenix*, n.º 42, pp. 42-49. Disponible en https://bit.ly/2zHPlWE [consulta, marzo de 2020].

Gómez, P., I. Regueiro de Giacomi, L. Rodríguez y G. Spinelli (2013). "Los diagnósticos como formas de discriminación. Los dispositivos para la externación de personas menos internadas por razones de salud mental en la Ciudad de Buenos Aires", en E. Blank (coord.) *Panorámicas en salud mental: a un año de la sanción de la Ley Nacional n.º 26.657*. Buenos Aires: Eudeba-Asesoría General Tutelar, Ministerio Público Tutelar de la Ciudad de Buenos Aires.

Granero, M. (2017). *Del discurso prohibicionista al discurso de la revista THC: un análisis de sus portadas*. Tesina, Universidad Nacional de Rosario. Disponible en https://bit.ly/2ZOIMfG [consulta, enero de 2020].

Grassi, E., S. Hintze y M. Neufeld (1994). *Políticas sociales. Crisis y ajuste estructural*. Buenos Aires: Espacio.

Guaresti, G. (2018). "Emprendimientos productivos en Salud mental: Un estudio de caso dentro del Centro Comunitario de Salud Mental Dr. Franco Basiglia, 2017". Tesis de grado, Facultad de Humanidades y Ciencias de la Educación, Universidad Nacional de La Plata. Disponible en: https://bit.ly/3gtf8SW [consulta, enero de 2020].

Guemureman, S. (2018). "El tríptico secreto, silencio y exclusión en las tramas de violencia y padecimiento psíquico de niños", en *Psicoperspectivas*, vol. 17 n.º 2. Disponible en https://bit.ly/3gAhQGpv [consulta, abril de 2020].

Guindi, B. (2014). "Nuevos litigios en torno de los usos del espacio urbano. El caso de la represión en el hospital Borda en la zona sur de la ciudad de Buenos Aires y su circulación en la opinión pública", en *Quid 16. Revista del Área de Estudios Urbanos del Instituto de Investigaciones Gino Germani*. Disponible en https://bit.ly/2zLcN5p [consulta, enero de 2020].

HCDN (2007). Versión taquigráfica del encuentro de debate del 20 de marzo.

HCDN (2008). Versión taquigráfica del encuentro de debate del 9 de diciembre.

HCSN (2009a). Versión taquigráfica del encuentro de debate del 19 de octubre.

HCSN (2009c). Versión taquigráfica del encuentro de debate del 24 de noviembre.

HCSN (2009d). Versión taquigráfica del encuentro de debate del 1 de diciembre.

IDEP (2019). "Futuro incierto para el Centro de Salud Comunitaria Franco Basaglia de La Plata". Instituto de Estudios sobre Estado y Participación en Salud de ATE Argentina. Disponible en https://bit.ly/2XEr8sc [consulta, enero de 2020].

INADI (2011). "Informe INADI: salud mental". Disponible en https://bit.ly/3ezWirJ [consulta, marzo de 2020].

Iglesias, M.G. (2015). "Una visión de la capacidad jurídica de la CDPD en el derecho a la salud OMS/OPS". Red Iberoamericana de Expertos en la Convención de los Derechos de las Personas con Discapacidad. Disponible en https://bit.ly/36IiPQ6 [consulta, abril de 2020].

Iglesias, M.G. (2018a). "La Convención de los Derechos de las Personas con Discapacidad, una respuesta a la locura", en *Revista brasileira de ciências criminais*, n.º 144, pp. 519-551. Disponible en https://bit.ly/3gw6Rhj [consulta, abril de 2020].

Iglesias, M.G. (2018b). "Registro auditivo: El Órgano de Revisión de la Ley Nacional de Salud Mental", en S. Yoma (coord.), *Salud Mental y Derecho: derechos sociales e intersectorialidad*. Centro de Investigaciones Jurídicas. Disponible en https://bit.ly/2zTNDBv [consulta, abril de 2020].

Iglesias M.G. (2020). "El Órgano De Revisión de la Ley Nacional de Salud Mental. AJustes razonables legislativos", en A. Kraut y G. Sosa (comp.), *Derecho y salud mental. Una mirado interdisciplinaria*. Buenos Aires: Rubinzal-Culzoni.

Iriart, C. (1997). "La reforma del sector salud en Argentina", en *Reforma en salud: lo privado o lo solidario*. Ecuador: Centro de Estudios y Asesoría en Salud.

Iriart, C. (2008). "Capital financiero versus complejo médico-industrial: los desafíos de las agencias regulatorias", en *Ciência & Saúde Coletiva*, vol. 13, n.º 5, pp. 1.619-1.626.

Iriart, C. (2018). "Medicalización, biomedicalización y proceso salud-padecimiento-atención", en S. Faraone y E. Bicanchi (comp.) *Medicalización, salud mental e infancias: perspectivas y debates desde las ciencias sociales en Argentina y el sur de América Latina*. Buenos Aires: Teseo. Disponible en https://bit.ly/2Aq3Caj [consulta, diciembre de 2019].

Iriart, C. y E. Mery (2017). "Disputas inter-capitalistas, biomedicalización y modelo médico hegemónico", en *Revista Interface*, vol. 21, n.º 63, octubre.

Iriart, C., E. Merhy y H. Waitzkin (1999). *La atención gerenciada en América Latina. Su papel en la reforma de los sistemas de salud*. Buenos Aires: Instituto de Estudios y Formación, CTA.

Iriart, C., S. Faraone y H. Waitzkin (2000). "Atención gerenciada. La reforma silenciosa", en *Salud-Problema*, año 5, n.º 9, diciembre, pp. 59-78. México: UNAM.

Iriart, C., F. Leone y M. Testa (1995). "Las políticas de salud en el marco del ajuste", en *Cuadernos Médico Sociales*, n.º 71, pp. 5-21. Rosario: Centro de Estudios Sanitarios y Sociales.

Izaguirre, I. (1998). "El poder en proceso: la violencia que no se ve", en E. Sader (comp.) *Democracia sin exclusiones ni excluidos*. Caracas: Nueva Sociedad.

Jelín, E. (2002). *Los trabajos de la memoria*. Madrid: Siglo XXI-Social Science Research Council.

Jelín, E. (2003). "Los derechos humanos y la memoria de la violencia política y la represión: la construcción de un campo nuevo en las ciencias sociales", en *Cuadernos del Ides*, n.º 2, pp. 1-2. Instituto de Desarrollo Económico y Social.

Kleinman, A., V. Das y M. Lock (1996). "Introduction", en *Daedalus*, vol. 125, n.º 1, pp. XI-XX. Disponible en: https://bit.ly/2AiXJf9 [consulta, marzo de 2020].

Kraut, A. (2006a). *Salud mental y tutela jurídica*. Buenos Aires: Rubinzal-Culzoni.

Kraut, A. (2006b). "Derechos humanos y salud mental en la Argentina", en E. Galende y A. Kraut, *El sufrimiento mental. El poder, la ley y los derechos*. Buenos Aires: Lugar.

Kraut, A. y N. Diana (2011). "Derecho de las personas con discapacidad mental: Hacia una legislación protectora", en *Panorámicas de salud mental*. Buenos Aires: Ministerio Público Tutelar-Eudeba.

Kraut, A. (2008). "Una sentencia reciente de la Corte Suprema pone definitivamente en la agenda pública el tema del encierro y el tratamiento de personas a las que la sociedad prefiere ignorar", en diario *Clarín*, 12 de marzo. Disponible en: https://bit.ly/2TQjIkp [consulta, marzo de 2020].

Laing, R. (1972). *Esquizofrenia y presión social*. Barcelona: Tusquets.

Laing, R. (1975). *El yo dividido*. México: Fondo de Cultura Económica.

Laing, R. (1976). *El cuestionamiento de la familia*. Buenos Aires: Paidós.

La Poderosa (2013). "Nos mataron a Kevin", 7 de septiembre. Disponible en https://bit.ly/307QQrU [consulta, marzo de 2020].

Laufer Cabrera, M. (2011). "Reflexiones sobre la Ley Nacional de Salud Mental N.º 26.657: su impacto sobre la administración de justicia, la defensa pública, y el ámbito de la infancia", en *Acceso a la Justicia de Niñas, Niños y Adolescentes. Estrategias y Buenas Prácticas de la Defensa Pública*. Ministerio Público de la Defensa-UNICEF Argentina.

Laufer Cabrera, M. (2016). "Derechos humanos de las personas con discapacidad psicosocial. Nuevos estándares para la defensa pública en salud mental", en *Revista del Ministerio Público de la Defensa de la Nación Argentina*, n.° 11, diciembre. Disponible en https://bit.ly/3dg1TDe [consulta, diciembre de 2019].

Laurell A.C. (1986). "El estudio social del proceso salud-enfermedad en América latina", en *Cuadernos Médico Sociales*, n.° 37, pp. 3-18.

Lechner N. (1997). "Tres formas de coordinación social. Un esquema", en *Revista de la Cepal*, n.° 61, pp. 81-87.

Levav, I., H. Restrepo y C. Guerra de Macedo (1994). "The Restructuring of Psychiatric Care in Latin America: A new policy for Mental Health services", en *Public Health & Policy*, vol. 15, n.° 1, pp. 71-85.

Lorenzetti, R. (2009). "Salud Mental, legislación y derechos humanos en la Argentina", en H. Cohen (comp.), *Salud mental y derechos humanos. Vigencia de los estándares internacionales*. Buenos Aires: OPS.

Martínez, J. (2002). "Las burocracias penales y su violencia naturalizada", en S. Gayol y G. Kessler (comp.) *Violencias, delitos y justicias*. Buenos Aires: Manantial-UNGS.

Menéndez, E. (1997). "El punto de vista del actor: homogeneidad, diferencia e historicidad", en revista *Relaciones*, vol. 18, n.° 69, pp. 237-270.

Menéndez, E. (2012). "Sustancias consideradas adictivas: prohibición, reducción de daños y reducción de riesgos", en *Salud Colectiva*, vol. 8, n.° 24, enero-abril, pp. 9-24. Disponible en https://bit.ly/3et5nT5 [consulta, marzo de 2020].

Merhy, E. (1995). "La planificación como tecnología de gestión", en *Cuadernos de Posgrado*, n.° 4. Buenos Aires: Facultad de Ciencias Sociales, UBA.

Merhy, E.E. (2006). *Salud: cartografía del trabajo vivo*. Buenos Aires: Lugar Editorial.

Merhy, E.E. (2007). "CAPS y sus trabajadores: en el ojo del huracán contra el asilo: alegría y alivio como dispositivos analíticos", en E.E. Merhy y H. Amaral (org.), *Reforma psiquiátrica en la vida cotidiana II*. São Paulo: Hucitec.

Merhy, E.E., L. Camargo Macruz Feuerwerker y E. Silva (2012). "Contribuciones metodológicas para estudiar la producción del cuidado en salud: aprendizajes a partir de una investigación sobre barreras y acceso en salud mental", en *Salud Colectiva*, vol. 8, n.º 1, enero-abril, pp. 25-34. Disponible en https://bit.ly/2TOt543 [consulta, marzo de 2020].

Mesa Federal-INADI (2014). *Prácticas inclusivas en salud mental y adicciones con enfoque de derechos humanos*. Mesa Federal de Salud Mental, Justicia y Derechos Humanos-Instituto Nacional contra la Discriminación la Xenofobia y el Racismo.

Ministerio Público de la Defensa (2020). *Informe Anual 2019*. Disponible en https://bit.ly/2XLJec1 [consulta, abril de 2020].

Ministerio Público de la Defensa (s/f). "El Gobierno de la Ciudad de Buenos Aires obstaculiza el control del cumplimiento de derechos humanos en hospitales de salud mental". Disponible en https://bit.ly/3ewd3Ut [consulta, abril de 2020].

Minujin, A. y G. Kessler (1995). *La nueva pobreza en la Argentina*. Buenos Aires: Planeta.

Miranda, M. (comp.) (2019). *Las locas. Miradas interdisciplinarias sobre género y salud mental*. La Plata: Universidad Nacional de La Plata.

MPD (2015). "Acceso a la Justicia de Niños, Niñas y Adolescentes internados por Salud Mental o Adicciones. Testimonios 2012-2014". Ministerio Público de la Defensa, Defensoría General de la Nación, Disponible en https://bit.ly/3gAU7pz [consulta, diciembre de 2019].

MPD (2016). "Unidad de Letrados Art. 22 Ley 26.657 (Personas Menores de Edad) Análisis del trabajo realizado durante el período", en *Informe Anual 2015.* Ministerio Público de la Defensa. Disponible en https://bit.ly/3gz8QRO [consulta, diciembre de 2019].

MPD (2019). "Unidad de Letrados Art. 22 Ley 26.657 (Personas Menores de Edad) Análisis del trabajo realizado durante el período", en *Informe Anual 2018.* Ministerio Público de la Defensa. Disponible en https://bit.ly/3gypZep

MSN (2004). "Plan Federal de Salud 2004-2007". Ministerio de Salud de la Nación.

MSN (2014). "Dispositivo de salud para personas con padecimientos mentales presentó su balance 2014". Ministerio de Salud de la Nación. Disponible en https://bit.ly/3eD9xbb [consulta, diciembre de 2019].

MSN (2019). "Censo Nacional de Personas Internadas por Motivos de Salud Mental". Ministerio de Salud de la Nación. Disponible en https://bit.ly/2B6YWGL [consulta, abril de 2020].

Murillo, S. (1997). *El discurso de Foucault. Estado, locura y anormalidad en la construcción del individuo moderno.* Buenos Aires: CBC.

Murillo, S. (2008). *Colonizar el dolor. La interpelación ideológica del Banco Mundial en América Latina. El caso argentino desde Blumberg a Cromañón.* Buenos Aires: Clacso.

Murillo, S. (coord.) (2015). *Neoliberalismo y gobierno de la vida. Diagrama global y sus configuraciones en Argentina y América Latina.* Buenos Aires: Biblos.

Nardacchione, G. y M. Acevedo (2013). "Las sociologías pragmático-pragmatistas puestas a prueba en América Latina", en *Revista Argentina de Sociología,* año 9, n.º 17 / año 10, n.º 18. Disponible en https://bit.ly/3euv4CG [consulta, diciembre de 2019].

Olivera, A. (2005). "La Colifata, radio terapia desestigmatizante", en *Revista FINTECO* (Fundación para la Investigación interdisciplinaria de la Comunicación), abril. Disponible en https://bit.ly/2XFuL1b [consulta, marzo de 2020].

OMS (2005). "Manual de recursos de la OMS sobre salud mental. Derechos humanos y legislación". Disponible en https://bit.ly/2TV2XF0 [consulta, diciembre de 2019].

OMS (2006). "Documentos básicos, suplemento de la 45a edición". Disponible en https://bit.ly/3es9aQ0 [consulta, mayo de 2020].

ONU (1966a). "Pacto Internacional de Derechos Civiles y Políticos". Disponible en https://bit.ly/2XGms5b [consulta, diciembre de 2019].

ONU (1966b). "Pacto Internacional de Derechos Económicos Sociales y Culturales". Disponible en https://bit.ly/3gAVuod [consulta, diciembre de 2019].

ONU (1991). "Principios para la Protección de los Enfermos Mentales y el Mejoramiento de la Atención en Salud Mental". Disponible en: https://bit.ly/3gyrkBX [consulta, diciembre de 2019].

ONU (1993). "Normas uniformes sobre la equiparación de oportunidades para las personas con discapacidad". Disponible en https://bit.ly/2ZQsZNe [consulta, diciembre de 2019].

ONU (2006). "Convención Internacional sobre Derechos de las Personas con Discapacidad". Disponible en https://bit.ly/3gHlzlJ [consulta, noviembre de 2019].

ONU (2008). "Informe del Relator Especial sobre la tortura y otros tratos o penas crueles, inhumanos o degradantes, Manfred Nowak". Asamblea General. Disponible en https://bit.ly/3eBfRQ7 [consulta, diciembre de 2019].

OPS (1984). "Informe final sobre Asesoría en Salud Mental al Ministerio de Salud Pública y Medio Ambiente de la Argentina".

OPS (1990). "Reestructuración de la Atención Psiquiátrica en América Latina" (Declaración de Caracas). Disponible en https://bit.ly/3gDqmEm [consulta, diciembre de 2019].

OPS (2005). "Principios Rectores Para el Desarrollo de la Atención en Salud Mental en las Américas" (Principios de Brasilia). Disponible en https://bit.ly/3ewfma5 [consulta, febrero de 2020].

OPS (2011). "Bases de postulación concurso buenas prácticas en el desarrollo de redes comunitarias de salud mental. Disponible en https://bit.ly/2ZNzpN4 [consulta, diciembre de 2019].

ORN (2013). "Pautas mínimas para la conformación de órganos de revisión locales". Órgano de Revisión Ley Nacional de Salud Mental 26.657". Órgano de Revisión Ley Nacional de Salud Mental 26.657. Disponible en https://bit.ly/2ZQufzW [consulta, diciembre de 2019].

ORN (2014a). "Documento sobre muerte en instituciones monovalentes de salud mental". Órgano de Revisión Ley Nacional de Salud Mental 26.657. Disponible en https://bit.ly/2ZWrk8O [consulta, diciembre de 2019].

ORN (2014b). "Dictamen sobre uso de electroshock". Órgano de Revisión Ley Nacional de Salud Mental 26.657. Disponible en https://bit.ly/2ZOqV8w [consulta, diciembre de 2019].

ORN (2015). "Instrumento de monitoreo del Órgano de Revisión Nacional". Órgano de Revisión Ley Nacional de Salud Mental 26.657. Disponible en https://bit.ly/2TRdxg6 [consulta, diciembre de 2019].

Oszlak, O. (1997). *La formación del Estado argentino: orden, progreso y organización social.* Buenos Aires: Planeta.

Oszlak, O. (1999). "De menor a mejor: El desafío de la Segunda Reforma del Estado", en revista *Nueva Sociedad*, n.º 160, marzo, abril. Disponible en https://bit.ly/2BgId43 [consulta, diciembre de 2019].

Oszlak, O. y G. O'Donnell (1976). *Estado y políticas estatales en América Latina*. Buenos Aires: CEDES/CLACSO.

Página/12 (2015). "Una medida cautelar de locos", 7 de septiembre. Disponible en https://bit.ly/36Ti5Yt [consulta, abril de 2020].

Página/12 (2017). "Pronunciamiento de organizaciones contra los cambios en la Ley de Salud Mental. Un retroceso muy preocupante", 17 de noviembre. Disponible en https://bit.ly/3gCsTyI [consulta, abril de 2020].

Papiermeister, A.M., S. Calveyra, V. De Gemmis, H. Massei y J. Vasen (2009). *Del invento a la herramienta. Una experiencia diferente en el campo de la salud mental con niños y adolescentes*. Buenos Aires: Polemos.

Pavarini, M. (1994a). "Estrategias disciplinarias y cultura de los servicios sociales", en revista *Margen*, año 3, n.º 6, pp. 5-25. Buenos Aires.

Pavarini, M. (1994b). "El 'Nuevo Mundo' del control social", en M. Pavarini y J. S. Pegoraro (comp.), *El control social en el fin del siglo*. Buenos Aires: Facultad de Ciencias Sociales-CBC, UBA.

Pawlowicz, M.P. (2015). "Ley de Salud Mental. Apuesta a un cambio de paradigma y oportunidades para una reforma en las políticas de drogas", en *Voces en el Fénix*, 42, pp. 20-27. Disponible en https://bit.ly/3guUy4N [consulta, abril de 2020].

Pellegrini, J. (2001). "Apertura y transformación del manicomio de la provincia de San Luis en institución de puertas abiertas", en *IntraMed*, 1 de noviembre. Disponible en https://bit.ly/2XH3H1w [consulta, abril de 2020].

Pellegrini, J. (2009). "El proceso de transformación institucional del Hospital Psiquiátrico de San Luis", en *Vertex*, vol. XX, n.º 88, pp. 432-439. Disponible en https://bit.ly/2ZQ7D2s [consulta, marzo de 2020].

Pinheiro, R. y F.L. Guizardi (2008). "Quando dádiva se transforma em saúde: algumas questões sobre a integralidade e o cuidado nas relações entre sociedade e estado", en R. Pinheiro y R. A. Mattos (org.), *Cuidado: as fronteiras da integralidade*. Rio de Janeiro: CEPESC/ UERJ, ABRASCO.

Pinto, P. (2017). "Nueva ley, nuevas políticas, nuevos desafíos", en G. Touzé (comp.), *Avances y retrocesos en políticas de drogas: Conferencias Nacionales sobre Políticas de Drogas 2010-2017*. Buenos Aires: Intercambios Asociación Civil.

Piper Shafir, I. (ed.) (2005). *Memoria y derechos humanos: ¿prácticas de dominación o resistencia?* Santiago de Chile: CLACSO-Universidad ARCIS.

Pitch, T. (1996). "¿Qué es el control social?", en revista *Delito y Sociedad*, n.º 8. Buenos Aires: CBC, UBA.

Pitta, A.M.F. (1996). "Cuidando de Psicóticos", en J. Goldberg, *Clínica da Psicose: Um Projeto na Rede Pública*. Rio de Janeiro: Te Corá-Instituto Franco Basaglia.

Poblet Machado, M. A. (2016). "La relación entre la Salud Mental y Justicia Penal. El impacto de la incorporación de normativa de los Derechos Humanos en Salud Mental en el sistema de administración de justicia penal del Poder Judicial de la Nación". Tesis de maestría, UNLa. Disponible en https://bit.ly/3ewhgYh [consulta, marzo de 2020].

Raffin, M. (2006). *La experiencia del horror: subjetividad y derechos humanos en las dictaduras del Cono Sur*. Buenos Aires: Editores del Puerto.

Retamozo, M. (2011). "Movimientos sociales, política y hegemonía en Argentina", en *Polis*, n.º 28. Disponible en: https://bit.ly/3exrVSw [consulta, marzo de 2020].

Riva Roure, M. R., M. Hartfiel, V. Irachet y C. Cáceres (2019). "Logros y obstáculos de 20 años de trabajo del Programa de Rehabilitación y Externación Asistida del Hospital José A. Esteves", en *Haceres colectivos. Investigaciones y Experiencias en salud mental y adicciones en la Argentina*. Ministerio de Salud y Desarrollo Social. Disponible en https://bit.ly/2MjwO5F [consulta, marzo de 2020].

Rosendo, E. (2011). "Desafíos en la implementación de la Ley Derecho a la Protección de la salud Mental (Ley N.º 26.657)", en A. Kirnblit, A. Camarotti y G. Wald (ed.), *IX Jornadas Nacionales de debate interdisciplinario en salud y población*. IIGG, Facultad de Ciencias Sociales, UBA.

Rotelli, F. y P. Amarante (1992). "Reformas psiquiátricas na Itália e no Brasil: aspectos históricos e metodológicos", en B. Bezerra y P. Amarante (org.), *Psiquiatria sem hospício- contribuçôes ao estudo da reforma psiquiátrica*. Rio de Janeiro: Relume-Dumara.

Rotelli, F., O. De Leonardis y D. Mauri (1987). "Desinstitucionalización, otra vía. La reforma psiquiátrica italiana en el contexto de Europa Occidental y de los países avanzados", en *Revista de Asociación Española de Neuropsiquiatría*, vol. VII, n.º 21, pp. 165-187.

Ruiz Somavilla, M. J. e I, Jiménez Lucena (2003). "Género, mujeres y psiquiatría: una aproximación crítica", en *FRENIA*, vol. III, n.º 1, pp.7-29. Disponible en https://bit.ly/2XF788Q [consulta, diciembre de 2019].

Saraceno, B. (2003). La liberación de los pacientes psiquiátricos. México: Pax.

Sava, A. (coord.) (2008). *Frente de Artistas del Borda: una experiencia desmanicomializadora. Arte, lucha y resistencia.* Buenos Aires: Madres de Plaza de Mayo.

Schiappa Pietra, J. (1992). *Trabajos en salud mental. Modalidad rionegrina*. El Bolsón: Fundación Valle Nuevo.

Scribano, A. y F. Schuster (2001). "La protesta social en la Argentina de 2001: entre la normalidad y la ruptura", en *Observatorio Social de América Latina,* n.º 5. CLACSO. Disponible en: https://bit.ly/2B7OaQy [consulta, diciembre de 2019].

Secretaría de Derechos Humanos (2007). "Salud mental y derechos humanos". Serie Normas y Acción en el Estado de Derechos, Ministerio de Justicia, Seguridad y Derechos Humanos. Disponible en https://bit.ly/2TS4hs0 [consulta, marzo de 2020].

Silveira, R. *et al.* (2011). "Mediação e circulação da dádiva no processo de desinstitucionalização em saúde mental na Acre", en R. Pinheiro y P. Martins, *Usuários, redes sociais, mediações e integralidade em saúde*. CPESC IMS/UERJ.

Spinelli, G. (2016). "El rol del Órgano de Revisión de Salud Mental en la prevención y proteccion de los derechos humanos de las personas usuarias de servicios de salud mental", en *Revista del Ministerio Público de Defensa de la Nación*, n.º 11, diciembre. Disponible en https://bit.ly/3cesclw [consulta, diciembre de 2019].

Stoessel, S. (2014). "Giro a la izquierda en la América Latina del siglo XXI. Revisitando los debates académicos", en *Polis, Revista Latinoamericana*, n.º 39. Disponible en https://bit.ly/3gwZTZg [consulta, febrero de 2020].

Stolkiner, A. (2010). "Derechos humanos y derecho a la salud en América Latina: la doble faz de una idea potente", en *Social Medicine/Medicina Social*, vol. V, n.º 1, marzo, pp. 20-25.

Stolkiner, A. y S. Ardila (2012). "Conceptualizando la salud mental en las prácticas: consideraciones desde el pensamiento de la medicina social/salud colectiva latinoamericana", en *Vertex*, vol. XXIII, n.º 101. Disponible en https://bit.ly/2Xntxst [consulta, febrero de 2020].

Stolkiner, A. y D. Castro (2017). "Subjetividad, terror, derechos humanos: la experiencia argentina", en *Tecme*. Disponible en https://bit.ly/3gzqa9p [consulta, febrero de 2020].

Svampa, M. (2005). La sociedad excluyente. La Argentina bajo el signo del neoliberalisamo. Buenos Aires: Taurus.

Svampa, M. (2007). "Las fronteras del Gobierno de Kirchner: entre la consolidación de lo viejo y las aspiraciones de lo nuevo", en *Cuadernos del CENDES*, año 24, n.º 65, pp. 39-61. Centro de Estudio del Desarrollo.

Szasz, T. (1976). *Ideología y enfermedad mental.* Buenos Aires: Amorrortu.

Szasz, T. (1986). "El mito de la enfermedad mental", en A. Suárez, *Razón, locura y sociedad.* México: Siglo XXI.

Szasz, T. (1994). *El mito de la enfermedad mental.* Buenos Aires: Amorrortu.

Testa, M. (1995). *Pensamiento estratégico y lógica de programación.* Buenos Aires: Lugar.

Testa, M. (2007). "Decidir en Salud: ¿Quién?, ¿cómo? y ¿por qué?", en *Salud Colectiva,* vol. 3, n.º 3, setiembre-diciembre, pp. 247-257. Disponible en https://bit.ly/2BiIVxP [consulta, abril de 2020].

Tiscornia, S. (2004). "Introducción", en S. Tiscornia (comp.), *Burocracias y violencia. Estudios de antropología jurídica.* Buenos Aires: Antropofagia-UBA.

Torricelli, F. y S. Faraone (2019). "La formación de posgrado en salud mental. El caso de las residencias hospitalarias de psicología y psiquiatría como sistemas de formación", en *Salud Mental y Comunidad,* año 6, n.º 7, pp. 81-99. Disponible en https://bit.ly/2XKjfS2 [consulta, abril de 2020].

Touzé, G., P. Cymerman, P. Goltzman y D. Rossi (2001). "Experiencias de reducción de daños asociadas a las drogas en CABA", en *Revista Infosida,* año 1, n.º 1. Disponible en https://bit.ly/2ZR7kES [consulta, marzo de 2020].

Ulloa, F. (2007). "Ternura, numerosidad social e insurgencias", en P. Amarante *et al., Subjetivaciones clínicas insurgencias. 30 años de salud mental.* Buenos Aires: Madres de Plaza de Mayo.

Ulloa, F. (2011). *Salud ele-Mental. Con toda la mar detrás.* Buenos Aires: Del Zorzal.

Valero, A. y S. Faraone (2013). "Lo punitivo y lo terapéutico. La desinstitucionalización del Corralito", en S. Faraone y A. Valero (comp). *Dilemas en salud mental. Sustitución de lógicas manicomiales.* Buenos Aires: Madres de Plaza de Mayo.

Valero, A. y S. Faraone (2019). "Las capas de la violencia: interacciones entre salud mental y género en el camino hacia la internación. Experiencia de investigación etnográfica en la provincia de Buenos Aires", en M.

Miranda (comp.), *Las locas. Miradas interdisciplinarias sobre género y salud mental*. La Plata: Universidad Nacional de La Plata.

Vasen, J. y H. Massei (2006). "Reinserción social en adolescentes a través del programa 'Cuidar-cuidando'", en *Vertex*, vol. XVII, n.º 70, pp. 432-439. Disponible en https://bit.ly/2XWnQAX [consulta, abril de 2020].

Vásquez, J. (2007). "La Declaración de Caracas: un instrumento esencial para la promoción y protección de los derechos humanos de las personas con discapacidades mentales", en J. Rodríguez (ed.), *La reforma de los servicios de salud mental: 15 años después de la Declaración de Caracas*. Washington: OPS.

Vásquez, J. (2009). "Derecho internacional como un instrumento esencial para la promulgación y protección de los derechos humanos y libertades fundamentales de las personas con discapacidad mental y sus familiares en el contexto del Sistema de Salud Europeo e interamericano de Derechos Humanos", en *Salud mental y derechos humanos. Vigencia de los estándares internacionales*. Washington: OPS.

Visacovsky, S. (2002). *El Lanús. Memoria y política en la construcción de una tradición psiquiátrica y psicoanalítica argentina*. Buenos Aires: Alianza.

Wilner, A. y A. Stolkiner (2007). "Abordajes de la atención primaria y el derecho a la salud en los países del Cono Sur – Red ISSS. Algunas ideas sobre la atención primaria de la salud en Argentina". Disponible en https://bit.ly/2TUb98t [consulta, febrero de 2020].

Zaldúa, G., M.P Pawlowicz, A. Tisera, M. Lenta, J. Lohigorry y R. Moschella (2014). "Obstáculos y posibilidades de la implementación de la Ley Nacional de Salud Mental: un estudio comparativo entre 2011 y 2013". Presentación, XI Jornadas Nacionales de Salud y Población. Instituto Gino Germani, UBA. Disponible en https://bit.ly/2XJNAB0 [consulta, marzo de 2020].

Legislaciones citadas

Ley 180/1978. Italia. Reforma Psiquiátrica. Disponible en https://bit.ly/3fHwJG3 [consulta, abril de 2017].

Ley 448/2000. Argentina. CABA. Salud Mental. Disponible en https://bit.ly/2ZQxpUk [consulta, abril de 2020].

Ley 2440/1991. Argentina. Río Negro. Salud Mental. Disponible en https://bit.ly/2zzfPK4 [consulta, abril de 2020].

Ley 5845/2008. Argentina. Chubut. Salud Mental. Disponible en https://bit.ly/3cnvTvH [consulta, abril de 2020].

Ley 6302/1984. Argentina. Salta. Plan de Salud Mental. Disponible en https://bit.ly/3eBH6u9 [consulta, abril de 2020].

Ley 6976/2002, Argentina. San Juan. Salud Mental. Disponible en https://bit.ly/2TUccVX [consulta, abril de 2020].

Ley 8806/1994. Argentina. Entre Ríos. Enfermedades Mentales. Disponible en https://bit.ly/3gCqmEU [consulta, abril de 2020].

Ley 10.216/2001. Brasil. Reforma Psiquiátrica. Disponible en https://bit.ly/2TMbzO7

Ley 10.536/2006. Argentina. San Luis. Salud mental. Disponible en https://bit.ly/3eCr8zV [consulta, abril de 2020].

Ley 10.708 (2003). Brasil. Vuelta a Casa. Disponible en https://bit.ly/2DNMOvF [consulta, abril de 2020].

Ley 10.772/1991. Argentina. Santa Fe. Salud Mental. Disponible en https://bit.ly/3gx2cLU [consulta, abril de 2020].

Ley 13.640/1949. Argentina. Caducidad de Asuntos no Considerados por el Honorable Congreso. Disponible en https://bit.ly/3059XCO [consulta, abril de 2020].

Ley 22.914 (1982). Argentina. Internación y Egresos en Establecimientos de Salud. Disponible en https://bit.ly/39bRWVX.

Ley 24.788/1997. Argentina. Ley Nacional de Lucha contra el Alcoholismo. Disponible en https://bit.ly/2zGSINq [consulta, abril de 2020].

Ley 25.280 (2000). Argentina. Aprobación de la Convención Interamericana para la Eliminación de Todas las Formas de Discriminación Contra las Personas con Discapacidad. Disponible en https://bit.ly/3gQ6oqr [consulta, abril de 2020].

Ley 25.421/2001. Argentina. Programa de Asistencia Primaria en Salud Mental. Disponible en https://bit.ly/3ep4N8S [consulta, abril de 2020].

Ley 26.657/2010. Argentina. Salud Mental y Derechos Humanos. https://bit.ly/2XL2V3k [consulta, marzo de 2020].

Ley 26.994/2014. Argentina. Código Civil y Comercial de la Nación. Disponible en https://bit.ly/3gAl3Wu [consulta, abril de 2020].

Este libro se terminó de imprimir en agosto de 2020 en Imprenta Dorrego (Dorrego 1102, CABA).